専門医が教える
がん克服の21カ条

がんとわかったら読む本

産業医科大学
第1外科講師
佐藤典宏

ブティックサプリ
ブティック社

はじめに

がんの告知を受けた人は、分かれ道に立っています。

同じがん、同じステージ（進行度）でも、治療によって、よくなる人と悪くなる人がいます。順調に回復していく人がいる一方、予後がよくなく、しだいに悪化していく人がいるのです。

さらにいえば、同じがん、同じステージでも、サバイバル（生還）できる人と、生き残れない人がいます。

道はどこで分かれるのでしょうか。

がんは、長い時間をかけて育ちます。

一般的に、がんが検査で発見される大きさは１㎝ほどになってからです。重さは１ｇ程度、細胞の数は約10億個。１㎝の大きさで見つかれば早期発見といえますが、そのようながんでも、すでに発生して何年も経過しているケースが大半です。

検査で見つけ出されたがん細胞は、あなたが親から受け継いだ遺伝的性質や、あなたの生活習慣、日々受けているストレスなど、さまざまな要因のもとに大きくなってきました。

そう考えると、最初の分岐点はずいぶん昔にあったということにもなるでしょう。

では、日頃の不摂生ゆえにがんになってしまった人は、告知を受けたときはすでに、取り返しがつかないのでしょうか。

むろん、そんなことはありません。

むしろ私は、告知の後にこそ、重大な分かれ道があると考えています。

がんの治療においては、告知後、患者さんが決断を迫られるポイントがいくつもあります。そのそれぞれのポイントで、どのような選択をするかによって、治療の進展の度合いが違ってくるのです。

大事なのは、よりよい選択をするために、役に立つ正しい情報を知っておくことです。

あなたは、がんの「標準治療」と「先進医療」では、どちらの治療を受けたいと考えるでしょうか。「標準」より「先進」が上だろうと考え、大半の人が後者の治療を望むのではないでしょうか。

「標準治療」というと、「並み」の、「ランクが中くらいの」治療をイメージするかもしれませんが、そうではありません。

がん医療における「標準治療」とは、**治療効果の高いことが科学的根拠（エビデンス）によって実証されているため、最も推奨される治療**のことです。

一方、「先進医療」とは、研究の最先端で行われている医療であるものの、**未だ評価が定まっておらず、科学的根拠はじゅうぶんでない治療**なのです。

そのため、期間限定で先進医療として治療に使われていますが、それはあくまでも試験段階。その効果が実証されなければ、標準治療に格上げされることもなく、行われなくなることもしばしばです。

わかりやすくいえば、先進医療とは、標準治療では治癒《ちゆ》が期待できない患者さんが、一か八か賭《か》けるような治療です。

治療の選択肢として標準治療と先進医療があり、選択を迫られた際、両者の違いを知っているかどうかが大きな影響を及ぼすことはいうまでもありません。

あなたの選択と決断を支え、それを助けるための根本的な情報を提供すること。それが、本書の目的の1つです。

併せて、**知らずにいると患者さんにとって大きな不利益となる情報**も、できる限りお伝えしたいと考えています。

現在、がんについては、インターネットやテレビ、本などを通じて膨大な情報が流されています。その中には、役立つ情報もあれば、まったく誤った情報もあります。それらについては、本書の中でもできる限り指摘して、患者さんが不利益を被《こうむ》ることが少なくなるように努めたいと考えています。

それとともに、私の1000例を超える臨床経験から得た知見も、この本を手にとった皆さんに届けたいのです。

私は九州大学医学部を卒業後、外科の医局に入局し、20年以上にわたってがんの患者さんの治療に携わってきました。

大学院時代にはがんの基礎的な研究を始め、その後およそ5年間、アメリカのジョンズ・ホプキンズ大学医学部という膵臓《すいぞう》がんで有名な大学病院に留学し、最先端のがん研究を行いました。

現在は、大学病院の肝胆膵外科《かんたんすいげか》のチーフとして、主に膵臓がんの患者さんの手術を手がけています。

医学の進歩によって、多くのがんが治るようになりました。しかし、膵臓がんは未だ、最も治りにくいがんの1つとして知られています。

生存の確率はおおよそ10%。残念ながら、多くの人が亡くなります。

膵臓がんには、それとわかる自覚症状がほとんどないため、がんが見つかった時点で、かなり進行しています。

すでにがんが膵臓の周囲に広がっていたり、肝臓などの他臓器に転移したりしていて、外科手術できないことが少なくありません。再発も多いのです。

つまり、膵臓がんの患者さんは、大多数の人が予期しない形で告知を受け、いきなり極めて厳しい現実に直面することになります。

そんな難しい病気だからこそ、私は専門医として、患者さんと密接にコミュニケーションを取りながら、厳しい状況をなんとかくぐり抜ける方策を探し続けなければなりません。

力及ばず、亡くなってしまう人も少なくありませんが、そんな中、厳しい条件をクリアしてサバイバルする人がいます。

がん告知の後、なにをすればよいか。なにをしてはいけないか。

サバイバルした人たちの貴重な事例から見えてくるものがあります。患者さんから教えられたことがたくさんあるのです。

生き残る智恵といってもいいでしょう。それを皆さんにお伝えしたい――。

その智恵は、膵臓がんに限らず、すべてのがんの患者さんに役立つものであると私は確信しています。

Sさん（女性・60代）は、糖尿病が悪化したことがきっかけで、膵臓がんが見つかりました。検査の結果、膵臓に2・5㎝のしこりが見つかり、膵臓がん（当時のステージ4a。詳しくは50ページ参照）と診断されました。

Sさんは大きなショックを受けました。無理もありません。Sさんの母も、妹も、膵臓がんで亡くなっていたのです。告知を受けた瞬間、Sさんは「頭が真っ白になった」といいます。

告知後、Sさんには精神的な動揺が続きました。夜中におなかが痛くなって目覚めると、「もし、この痛みが転移だったら、私、死んじゃうのかな……」と考えて目が冴《さ》えてしまい、ろくに眠れない日々が続きました。

しかし、なんとか気を取り直し、「まだ、死にたくないです」と私に語るようになったのです。

Sさんは、手術前に抗がん剤治療を行う「術前化学療法」を選択しました。

私は「手術ができるだけでも、不幸中の幸いですよ」とSさんを励まし、毎日を明るく過ごすこと、しっかりとタンパク質をとることや運動することを勧めました。

手術前に抗がん剤治療を2カ月行い、特に副作用はなく手術を迎えることができました。

がんの診断から3カ月後、門脈《もんみゃく》（膵臓の裏にある大事な血管）をいっしょに切除する膵頭十二指腸切除術《すいとうじゅうにしちょうせつじょじゅつ》（消化器がんの手術の中でも大きな部類に入る手術）を行いました。合併症も起こらず、Sさんは無事に退院しました。

その後、術後の抗がん剤治療を開始しました。副作用として、体のだるさなどに悩まされましたが、Sさんは術後の抗がん剤治療を1年間、無事に終えることができました。

外来では、私はいつも食事や生活のことについてお話しし、いいことは積極的に取り入れるように指導しました。最初のうちは、不安そうな顔つきをしていたSさんですが、やがて外来でも明るい笑顔が見られるようになりました。

現在、手術後2年半を経過したところです。Sさんは予後もよく、再発なく、元気に過ごされています。

このSさんの貴重な体験には、いくつかのポイントがあります。

①告知のショックをいかに乗り切るか
②どのような治療法を選択するか
③手術前にどんな準備をするか

④抗がん剤の対策はなされたか

告知を受けると、大多数の人がショックを受けて動揺し、混乱します。そこからうまく気持ちを立て直せるかどうかが重要です。いったんは動揺したものの、Sさんは気を取り直し、心を鎮めることができたのです。

そして、どんな治療方針を選ぶか、それは、担当医と患者さんが最も頭を悩ませるところです。

術前化学療法は、手術前に抗がん剤でがんを小さくすることで、手術の成功率を上げる方法です。従来から、乳がんなどでは行われてきましたが、近年、膵臓がんでも導入されるケースが目立つようになりました。

もちろん、「術前抗がん剤なしで手術」「手術なしで抗がん剤のみ」といった別の選択肢もありました。Sさんは熟慮の末、新しいアプローチを選択したのです。

また、手術前には食事と運動などで、しっかり「プレハビリテーション」（詳しくは122ページ参照）を行いました。

無事に手術が成功した後も、術後（補助）化学療法として抗がん剤を使用。抗がん剤の加療期間も、うまく乗り切ったのです。

その結果として、Sさんはステージの進行したがんを克服し、現在の健康状態へとつながっています。


このように、がん告知の後、さまざまな段階で、どのような選択を行うか。そして、その選択した方針を実現するために、いかに積極的に取り組むか――。それによって、**まったく違った未来が訪れる**のです。

本書には、告知時、手術前、手術後で、それぞれ知っておきたい主要なポイントをまとめています。

特に、以下のような人に読んでいただきたいと思います。

・がんの告知を受けて落ち込んでいる人
・がんの治療法の選択で悩んでいる人
・セカンドオピニオン（詳しくは78ページ参照）を考えている人
・がんの手術を控えた人

・がんの手術を受けた人
・抗がん剤治療中の人
・がんの再発・転移を防ぎたい人
・がんが再発した人
・がんに効く食事法やサプリメント（栄養補助食品）を探している人

明るい未来を選び取るために、がんの患者さんやそのご家族にとって、本書が少しでもお役に立てるなら、これに勝る喜びはありません。

2018年6月

産業医科大学第1外科講師　佐藤典宏《さとうのりひろ》

がんとわかったら読む本　目次

第2章 手術前にしておくべき7つのこと

第3章 手術後に心がけるべき7つのこと

ブックデザイン　小口翔平+岩永香穂+上坊菜々子（tobufune）
イラスト　小林ラン、株式会社コヨミイ
図版　金井陽子
企画協力　企画のたまご屋さん、おかのきんや
構成　速水千秋

第1章

告知されたときに知っておくべき7つのこと

1

「がん＝死」の認識を改める

≫ 誤ったイメージが植えつけられてきた

がんの告知を受けると、多くの人が大きなショックを受けます。

高血圧や糖尿病といった生活習慣病であることを医師から告げられても、私たちは、がん告知のときほどのショックを受けません。

数値がひどく高ければ、驚くことはあるでしょう。しかし、「血圧（血糖値）が高くなってしまったのか。気をつけないといけないな」と反省するくらいが、一般的な反応だと思います。

しかし、がん告知の場合はまったく違います。

衝撃のあまり、頭の中が真っ白になり、告知された内容を信じようとしなかったり、否認しようとしたりする心の動きが起こります。

患者さんによっては、「やはり、そうだったのか……」と絶望感に打ちひしがれたり、「なぜ自分がこんな目に遭《あ》わなければならないのか……」と不公平感に苛《さいな》まれたりする人もいます。

なかには適応障害といって、告知のショックからうまく立ち直ることができずに、落ち込みが長引き、食事がとれなくなる、仕事が手につかなくなる、人と会うのがおっくうになり自宅に引きこもるなど、生活に支障をきたす人が出てきます。

落ち込みがひどければ、うつ状態に陥る人もいるでしょう。

なぜがんは、生活習慣病などと違って、告げられたときの反応がこれほどに違うのでしょうか。

その主な理由は、長きにわたって、**がんの間違ったイメージが私たちの脳に植えつけられ続けてきた**ところにあります。

適応障害やうつを引き起こすほどに打ちひしがれてしまうのは、これまで私たちの記憶に植えつけられてきた、がんのイメージの影響です。

「がんは治らない病気で、苦しみながら死に至る」

皆さんは、そう思っていませんか。

映画やテレビドラマなどでは、末期がんの患者さんが壮絶な闘病生活の末に亡くなるシーンが出てきます。

また、がんで有名人が亡くなると、つらい闘病生活の様子がまことしやかに語られたりもします。

一方で、**がんを克服して幸せな生活を送っているサバイバー（生還者）に関する報道はほとんど見かけません。**

このような一部の偏《かたよ》った情報によって、知らず知らずのうちに「がんは治らない」「がんになったらやせ細り、苦しみながら死ぬ」というネガティブなイメージが私たちの脳に刷り込まれています。

そのため、がんと宣告されると、「あと何日生きられるのか？」「どんなつらい最期が待っているのか？」といったことばかりを考えるようになります。

しかし、「がん＝死」、このがんにまつわるイメージは、がんの患者さんの一部に起こる最悪のシナリオを強調したものであり、**実際には多くの患者さんがたどる経過とはかけ離れているのです。**

がんになっても5割の人は治る

がんという病気については、まず2つのことを押さえておきましょう。

①がんはすぐに死に至る病気ではない
②がんは治せる病気と見なされるようになった

第一に、心筋梗塞《しんきんこうそく》や脳卒中《のうそっちゅう》では診断直後に死亡することがありますが、がんでは診断後の数日以内に死亡することはまずないという点です。

がんは糖尿病や高血圧と同様、ゆっくりとした経過をたどる慢性疾患《しっかん》です。甲状《こうじょう》腺《せん》がんや前立腺《ぜんりつせん》がんなどの悪性度（がんの性質の悪さ）が低いがんの場合、がんがほとんど進行しないまま天寿をまっとうする人もいるくらいです。

むろん、がんのタイプにもいろいろありますし、治療がうまくいかなかった場合には進行して死に至ります。

ただ、糖尿病や高血圧にしても、放置したり、治療がうまくいかなかったりした場合には、心・血管系の合併症などで死に至ります。

つまり、慢性の経過をたどり、治療がうまくいかなかった場合は死に至るという点では、がんも糖尿病や高血圧とまったく同じ性質の病気なのです。

ところが、糖尿病や高血圧と診断されても、あまりショックを受けないのに、がんと診断されたらショックを受ける人が大半です。

まずはがんに対する、悲惨な死の病といった間違ったイメージを、頭の中から追い出しましょう。

第二に、押さえておきたいのは、がんは治る病気となりつつあるという点です。がんの生存率はどんどん向上しています。

国立がん研究センターによる最新のデータでは、**がんの患者さん全体の5年生存率は66・2%、10年生存率は53・3%ということです。**

つまり、10年以降に再発することはめったにありませんから、がんになっても、約

がん患者の生存率

5年相対生存率(全部位／診断年2006～2008年)

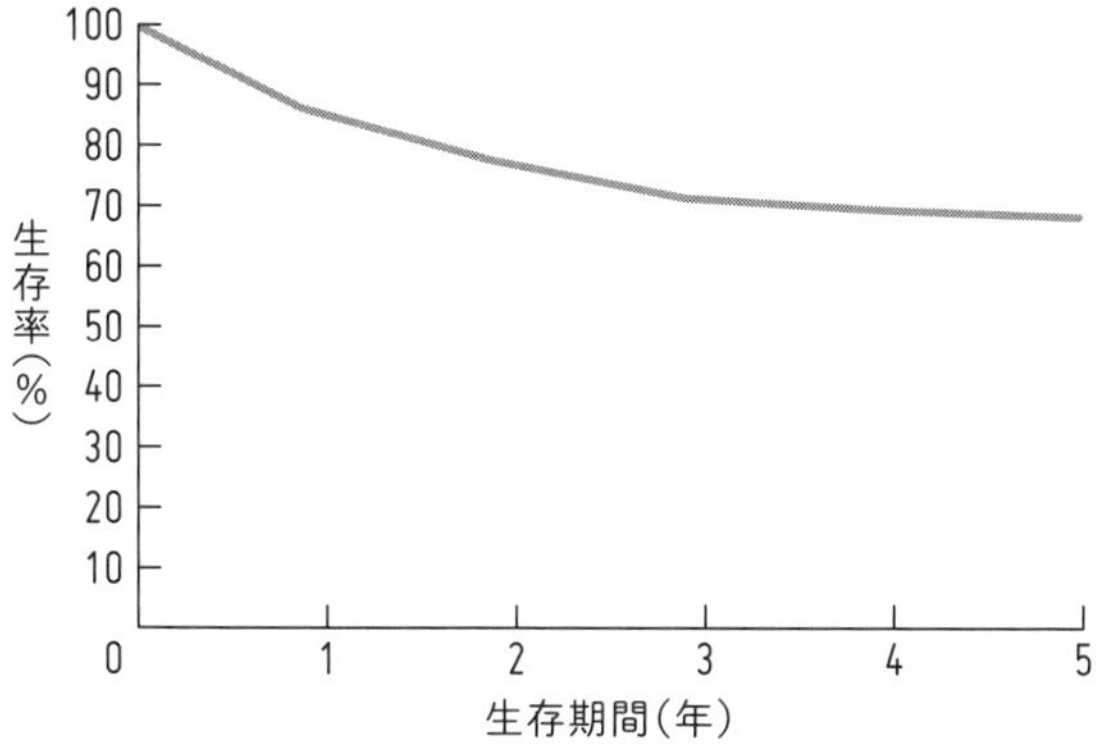

10年相対生存率(全部位／診断年2000～2003年)

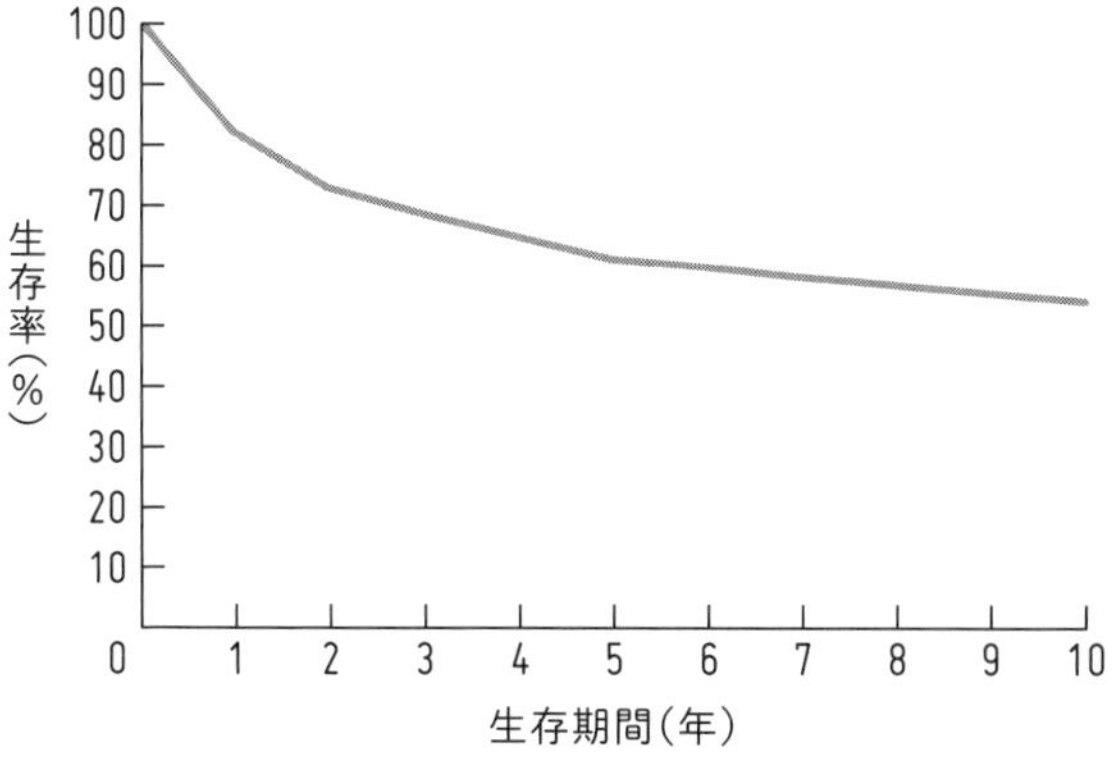

がんセンターなど全国20以上の医療機関で、全ステージの患者を対象とし、約12万人(5年)及び4万6000人(10年)の相対生存率を解析。

※全国がん(成人病)センター協議会の生存率共同調査より(2017年)

5割の人は治るということです。

このデータには、手術ができないほどに進行したがんの患者さんも含まれているため、もしも手術ができる段階でがんが見つかった場合には、生存率はさらに高くなります。

しかも、これは今から10年以上前にがんと診断されて、治療を受けた患者さんのデータです。がんの治療法はここ10年間で大きく進歩していますから、**現在ではもっと治癒《ちゆ》する確率が高くなっているはずです。**

私の外来では、がんの告知に続けて、このようながん治療の現状を客観的なデータとともにきちんと説明し、がんにまつわる間違ったイメージを、患者さんの頭から取り払ってもらうことにしています。

2週間を目安に気持ちを立て直す

心の状態と免疫機能は、密接に関連します。

告知を受けた後、ひどく落ち込んだり、病気に対する不安を募らせたり、憂うつな気分が続いたりすれば、それが免疫の力を低下させるおそれがあります。

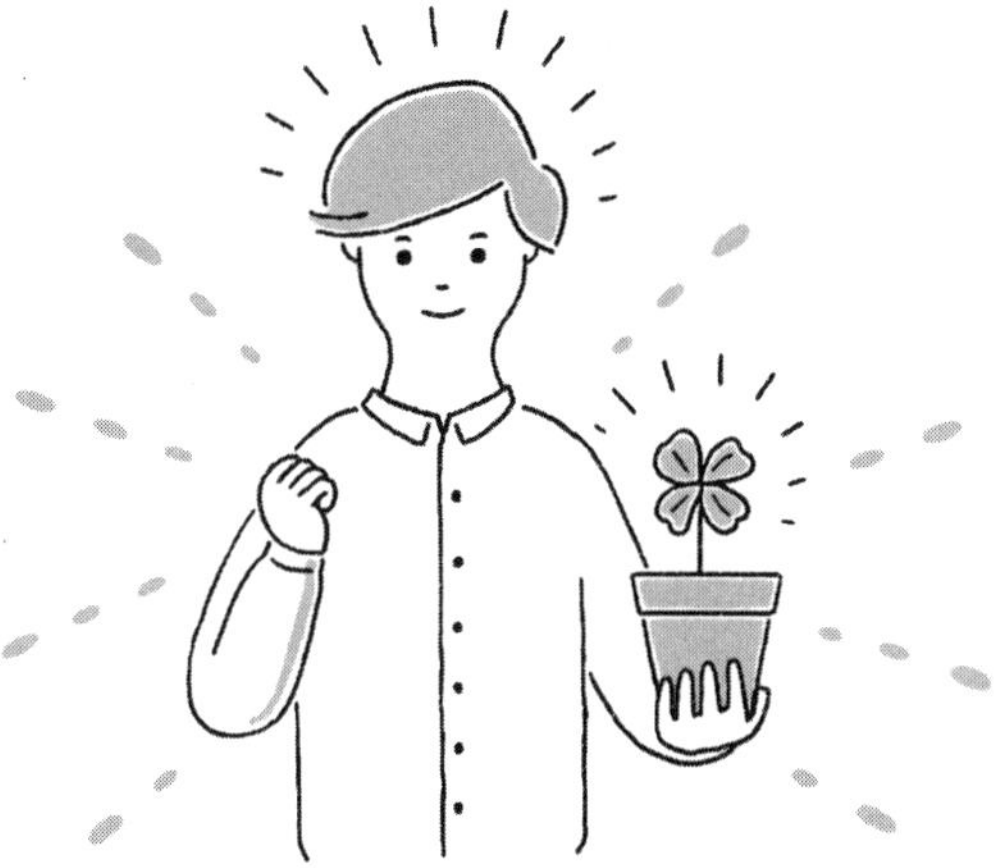

がんは治る病気となりつつある

適応障害やうつ状態に陥ると、治療に対して前向きに取り組む気持ちが起こりません。

すると、よく眠れなかったり、食事がとれなかったりするため、がんの状態をより悪化させ、進行を早めたり、転移のリスクを高めたりします。

そんなときには、つらい気持ちを家族や友人など、信頼できる人に話してみるのもいいでしょう。話すことで気持ちの整理がつき、心が落ち着きを取り戻すことも多いものです。

また、がんサバイバーの体験記などを読んでみてもいいでしょう。

たいていの人は、告知後1～2週間は落

ち込むものの、その後は現実を受け入れて、「治療を受けるしかない」と気持ちを切り替えられるようになります。

告知後2週間程度たつと、そろそろ、なんらかの治療がスタートします。できれば、それまでには気持ちの切り替えをしておきたいものです。

もし2週間たっても、適応障害が続いたり、うつ状態が続いたりする場合は、担当医や看護師に相談しましょう。

あるいは、がん相談支援センターに相談するのもいいでしょう。がん相談支援センターは、全国各地のがん診療連携拠点病院（詳しくは35ページ参照）などにあり、がんに関する情報を提供したり、相談に乗ってくれたりするところです。がん専門相談員としての研修を受けたスタッフが、がんに関する質問や相談を受けつけています。

なお、がん相談支援センターは、設置される医療機関によって呼び方が異なります。詳しくは、「がん情報サービス」（http:ganjoho.jp）のウェブサイトを参照してください。

くり返しになりますが、**がん告知は決して「死の宣告」ではありません。**

がんは治る可能性が高い病気であり、実際にがんを克服した患者さんがたくさんいるのです。このことをしっかりと心にとめましょう。

がん治療の現状を正確に把握することで、時間は多少かかっても気持ちを立て直し、自分の病気とまっすぐに向き合ってほしいのです。

それが、がんを克服するための最初の大事なステップとなります。

2 病院選びを間違えない

意識すべき3つのポイント

どんな病院で治療を受けるか、それは重要なポイントの1つです。

がんの治療は長期戦になります。たとえ手術でがんを取り除いたとしても、その後5年間（あるいは10年間）は定期的に外来に通い、治療や検査を受けます。

そのため、病院選びはとても大事な要素なのです。

限られた時間の中で、がん治療に適した病院を選ぶ必要がありますが、病院選びのスタートは、どんな病院で「がん」の診断を受けたかによって変わってきます。

最も多いパターンは、健康診断や地域のかかりつけの病院（あるいはクリニック）でがんの疑いがあることが判明し、精密検査のために紹介状を持ってより大きな総合病院を受診する、というパターンでしょう。

総合病院でさまざまな検査を受け、がんの診断に至ることが多いと思います。がんの診断がついた総合病院でそのまま治療を受けることに問題がなければ、理想的といえるでしょう。

他の病院で治療を受けるとなると、検査のやり直しが必要なことも多く、お金と時間が余計にかかります。

改めて治療を受ける先が大学病院であれば、検査は確実にやり直しになります。なぜなら、同じCT（コンピュータ断層撮影）検査でも、中小規模の病院と大学病院ではCTの精度が違いますので、2度目の検査が避けられないのです。

しかし、より専門的で高度ながん治療を受けたいと患者さんが望む場合は、通院や費用が多少負担となっても、がんセンターや大学病院などを選ぶほうがよいこともあります。

では、**「がんの治療を受ける病院」は、なにを基準に選べばよいのでしょうか？**

あるいは、たまたま行った病院でがんの告知を受けた場合、本当にこの病院でよいのか、迷いが生じることもあるでしょう。

理想の病院像を追求しすぎて、あまりにも多くの選択基準を設けると、すべての項目を満たす病院はなくなってしまいます。

そこで私の考える、「病院を選ぶ際に意識すべき3つのポイント」を挙げます。

①信頼性…設備は整っているか？　手術・治療実績はじゅうぶんか？
②利便性…自宅から通える範囲にあるか？
③印象…医師や看護師など病院スタッフの印象はよいか？

それぞれのポイントについて詳しく見ておきましょう。

病院の信頼性はここを見て判断しよう

まずは①の信頼性についてです。ホームページなどを参考にし、がんの診療に関してじゅうぶんな設備とマンパワー（労働力）を備えた病院を選びましょう。

設備（例えば放射線治療の設備）が不足している病院や、常勤の医師の数が極端に少ない病院は避けたほうがよいと思います。

その点、**がんセンターや大学病院**、あるいは、お住まいの地域の**「がん診療連携拠点病院」**が第一に候補に挙がるでしょう。

がん診療連携拠点病院とは、全国どこでも質の高いがん医療を提供できるよう、国が指定した専門的ながんの医療機関です。

2023年4月現在、全国にがん診療連携拠点病院は456カ所あり、厚生労働省のホームページで調べられますので、お近くの病院を探してみましょう。(http://www.mhlw.go.jp/stf/seisakunitsuite/bunya/kenkou_iryou/kenkou/gan/gan_byoin.html)

ただ、がん診療連携拠点病院といっても、すべてのがんを得意とするわけではありません。病院によって専門性が異なり、特定の臓器のがん治療をたくさん手がけていることもあります。

例えば、消化器(胃や大腸)がんの手術例数が多い病院もあれば、乳がんの手術例数が多い病院もあります。

手術例数が多い施設(病院)のことを**「ハイボリュームセンター」**と呼びますが、ハイボリュームセンターであれば、安全性や治療成績がある程度のレベルに達していると考えられます。

実際に、膵臓《すいぞう》がんの手術では、「手術例数が多い病院のほうが手術後の合併症の発生率が低く、手術に関連した死亡率も低い」ということが海外の研究によって証明されており、日本のガイドライン（膵癌《すいがん》診療ガイドライン）にも記載されています。

何例以上の手術例数があればハイボリュームセンターになるか、という定義に関しては、まだ統一した見解はありません。

私の専門である膵臓がんでいえば、1つの術式（外科手術の方法）を年間20例以上手がけていると、ハイボリュームセンターとなります。それ未満が、ローボリュームセンターです。

年間1~2例しか膵臓がんの手術をしていない病院で、膵臓がんの手術を受けることは危険と考えてください。

もちろん、患者数の多い胃がんや大腸がん、肺がんになると、ハイボリュームセンターとなる条件はもっと高くなりますが、**一般的には、手術例数が多ければ多いほど信頼性が高まるといっていいでしょう。**

こうした病院についての情報収集の手段には、インターネットの病院ランキングや手術症例数が多い病院を掲載した本・雑誌などが利用できます。

また、最近では多くの病院が、がんの手術例数や治療成績（術後の生存率など）についてホームページに掲載していますから、チェックしてみましょう。

自宅からの距離はやっぱり重要

②の利便性については、病院が自宅から通える範囲にあるかどうかが重要です。

がんの治療は短期間で終わることはありません。診療のための外来通院は1度や2度で済みませんし、手術後も定期検査や抗がん剤治療、放射線治療などのために何度も通う必要があります。

また、調子が悪くなったときに緊急で受診することもあるかもしれません。したがって、**できるだけ自宅から近い病院を選ぶほうが、負担も少なくて便利**でしょう。

通うのに車で1時間以上かかったりすれば、それが何年にもわたるわけですから、通院自体が、患者さんや家族にとっての大きな負担となります。

ただし、高度の技術を要する専門性の高い手術や、限られた施設でしか対応していない特殊な治療（例えば粒子線治療など）を受ける場合は、遠方の病院となる可能性があります。

この場合でも、**できるだけ自宅の近くに、ある程度の大きさの病院（総合病院など）を確保しておく**ことをお勧めします。

専門的な治療を遠方の病院で受けた場合でも、その後の経過観察（がんの再発などのチェック）は他の病院で続けることが必要となるからです。

③の印象については、病院を受診した際にスタッフの様子を見ておきましょう。患者さん自身はスタッフを観察する心の余裕はないかもしれません。その場合、患者さんと連れだって来院した家族やつき添いの人が、患者さんに代わってチェックしておくとよいでしょう。

医師や看護師の人柄、あるいは受付のスタッフの対応が親切であったかどうかなども、病院を選ぶうえで重要なポイントです。

一般的に、**医療レベルが高い病院ではスタッフの教育も行き届いており、患者さんへの対応もしっかりしています。**また、常日頃から患者さんの意見や苦情をアンケー

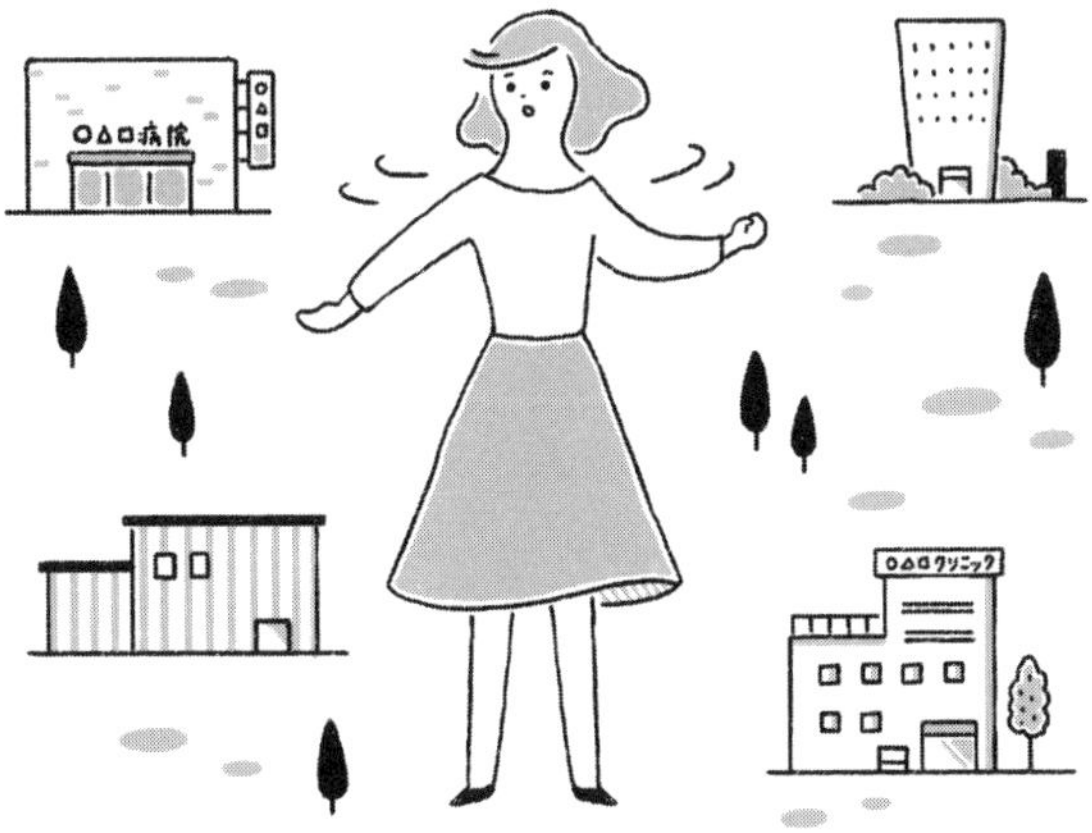

信頼性、利便性、印象を重視して選ぼう

トなどで調査し、対応を改善する努力をしています。

一方で、未だに医師やスタッフが患者さんに対してぶっきらぼうな対応をして、上から目線の病院があるのも事実です。

医療は、人と人との関係の上に成り立つものです。どれだけハード（設備や医療機器）がよくても、ソフト（人）が悪ければ、よい医療は期待できません。

いくつか病院の選択肢がある場合には、医療スタッフの印象が悪い病院は避けたほうが無難でしょう。

医師や看護師の印象については、病院のクチコミ掲示板や、その病院で実際に治療を受けたことがある人の話などが参考になる場合もあります。

最終的に自分で決断すること

ただし、大学病院など規模の大きい病院では、施設が充実し、治療実績も豊富であるものの、その反面、**デメリットがないわけではありません。**

大学病院などの受診患者さんが多い病院では、「3時間待ち、3分診療」などと揶揄《やゆ》されるように、延々と待たせたあげくに「お待たせしました」の一言もなく、診察時にはろくに話も聞いてくれない、といったケースも未だにあるからです。

急に熱が出たときなどにも、対応してもらうのが難しい場合もあります（それを補完するために、近くに受診できる病院があるといいのです）。

病院選びの重要性については、実際にがんにかかった人の著書からもうかがえます。『大学教授ががんになってわかったこと』（幻冬舎）の著者である山口仲美《やまぐちなかみ》さん（埼玉大学名誉教授）は、自らの大腸がんと膵臓がんの治療体験をもとに、病院選びの方法について詳しく解説しています。

山口さんは、**「選んだ病院によって生死が分かれることがある」**ことから、クチコミやインターネットの情報を参考にして慎重に病院を選ぶことを勧めています。

また、どちらの病院にしようか悩んだ際には、「最終的に自分で決断すること」が患者の大事な心得であるとしています。

病院選びにおいて、迷うことは当然あるでしょう。迷ってもいいのです。

患者さんが高齢の場合、いくら設備が整っている大きな病院とはいえ、遠すぎては通院が負担となるかもしれません。

また、ご家族が患者さんにできるだけよい治療を受けさせたいという思いが強ければ、選択肢が変わってきます。遠くても、施設が立派な病院を選ぶ。それも、考慮する選択の1つです。

いずれにせよ、患者さんの状況と、先に挙げた3つのポイントをすり合わせたうえで、病院を決めることになります。

3

主治医の専門性と治療方針をチェックする

信頼できる主治医の探し方

がんの治療を受ける場合、主治医（担当医）との信頼関係は最も大切なことの1つです。なぜならば、患者さん自身が「主治医の勧める治療」を信じて疑わないことが、病気がよくなるための欠かせない条件だからです。

皆さんは、プラセボ（プラシーボ）についてご存じでしょうか？

プラセボとは、「偽薬、ニセ薬」ともいわれますが、有効成分を含まない物質のことです。本来ならば有効成分を含まないため、治療の効果はないはずです。

しかし、実際にはこのニセ薬を（ニセと知らずに）もらっただけで安心したり、「自分が飲んでいる薬は効き目がある」と思い込んだりすることで、病気の症状（例えば痛みなど）が改善することがあります。

この暗示的効果のことを、プラセボ効果と呼んでいます。

私は、薬に限らず、**患者さんと医師の間にある信頼関係にも、このプラセボと同じような効果がある**と考えています。

信頼している主治医から「効果が期待できる」と勧められた治療を信じて受けることで、本来の効果を超えた治療効果が期待できるというわけです。

逆に、患者さんが主治医の勧める治療に疑問を抱き、納得がいかないまま治療を受けているようでは、あまり効果が期待できないでしょう。

では、どんな医師が、主治医として理想的でしょうか。

患者さんは限られた時間（1～2回の外来受診）の中で、自分の担当医がどういう医師であるかを推量し、あるいは、自分との相性はどうなのかを判断しなくてはなりません。

まずは、主治医の専門性を確認してください。

主治医が、あなたのがんに関して治療経験をじゅうぶんに持っているかどうかをチェックしておきます。例えば、主として消化器のがんを扱っている外科医に、乳がんを治療してもらう気にはならないでしょう。

主治医の専門性をチェックする方法は、2つあります。

①病院のホームページで主治医のプロフィールをチェックする

②主治医に直接聞く

日本の医学界には、専門医制度というものがあって、たいていの医師が外科専門医や内科専門医などの資格を取得しています。

さらに専門に分かれた資格があります。例えば、私は、消化器外科専門医です。肺がんの手術を受けるなら、呼吸器外科専門医、乳がんの手術を受けるなら、乳腺専門医といったように、がんの種別によって、それに応じた専門医に診《み》てもらうのがよいでしょう。

ほかに、「指導医」という資格もあります。指導医とは、専門医を指導する立場の人と考えておけばよいでしょう。

ホームページのプロフィールを見ると、医師の専門が記載されているケースが多く、そこを見ることで、主治医の専門性をチェックすることができます。

もしもプロフィールに記載がない場合、主治医に直接聞く方法もあります。

聞き方ですが、主治医が治療法の説明を行う際に、「先生は今回、私にする手術を何例くらいなさっていますか？」といったように尋ねると聞きやすいでしょう。

主治医との相性はどう確認するか？

専門性のほかに、そもそも主治医との相性も重要です。

自分にとって、その医師がよい主治医となりうるかどうかを判断する、最も簡便な方法は、**直感的に「この医師なら信頼できそう」と思えるかどうか**です。

こういう直感は、割と当たっていることが多いものですが、それだけでは心許ないという人もいるでしょう。

そこで、私が考える、要注意な主治医像を挙げておきましょう。

□カルテばかり見ていて、患者さんのほうを見て話さない

□ぶっきらぼうで、とっつきにくい
□説明が早口でわかりにくい
□質問しても答えてくれないか、面倒くさそうに答える
□複数の治療法（あるいは治療をしないというオプション）を提示してくれない
□患者さんの提案した治療法（例えば代替医療）を頭ごなしに否定する
□セカンドオピニオン（詳しくは78ページ参照）を希望すると機嫌が悪くなる
□治療の選択（意思決定）を急《せ》かす

がんの治療は長期間にわたります。主治医とは、少なくとも5年間はつきあうことになります。「この先生とは合わない」「とてもやっていけない」と感じるようであれば、**主治医を代えることを考えてもよい**のです。

主治医を代えたいときは、その病院の「患者さん相談窓口」に相談してください。病院にもよりますが、同じ科でも主治医の変更が可能なことがあります。

「主治医が気を悪くしたらどうしよう」という心配はいりません。これは患者さんの当然の権利です。

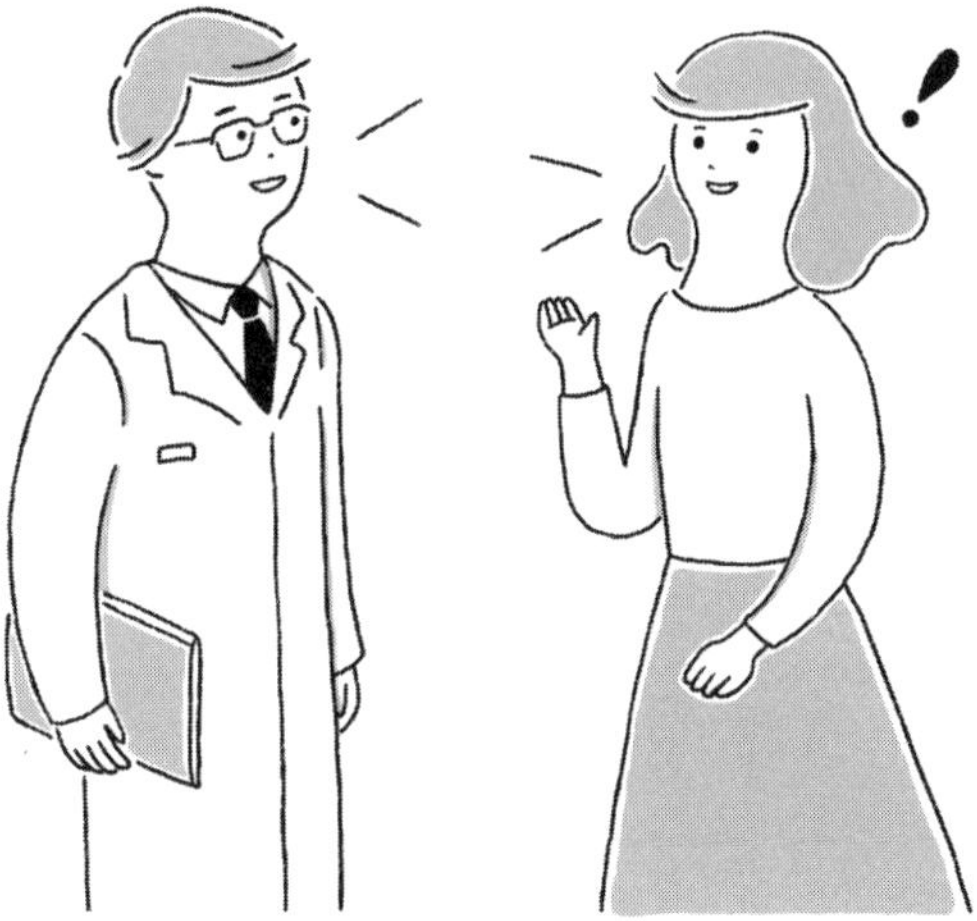

「いい医師かどうか」の直感はよく当たる

もちろん、地理的な問題や金銭的な問題で、自由に病院や医師を選ぶことがむずかしいケースもあるかもしれませんが、できる範囲内で、いい医師を探す努力をしてください。

告知の後に主治医から、それまでの検査結果についての説明があるでしょう。「がん」といっても千差万別です。同じ臓器にできたがんでも、あなたのがんと他人のがんでは、組織のタイプ、進行度や悪性度が違うはずです。

さらに、がんの治療は日々進歩していると同時に、多様化しています。治療にいくつかの選択肢があるケースが少なくありません。

がんを克服するためには、自分のがんの状態を正確に把握し、複数ある選択肢の中から、**いかにしてベストの治療法を選ぶかが最大のポイント**といっても過言ではありません。

しかし、困ったことに、患者さんは告知のショックから立ち直れず、大事な担当医の説明が右の耳から左の耳へ通りすぎるだけで、なにも頭に入らないということもあります。

そして、告知後の心理的な動揺から、冷静な判断ができず、医師の勧める治療法を深く考えることなく選択してしまうことがしばしばあります。

できれば、**説明内容の簡単なメモを取って残しておく**といいでしょう。

可能であれば、説明を聞くときに家族や親しいつき添いの人に同席してもらい、いっしょに話を聞くといいでしょう。

家族にメモを取ってもらうのもお勧めです。家族がそばにいるだけで、患者さん本人も落ち着くことができるはずです。

その際、次の10項目を主治医に必ず確認しましょう。

主治医に必ず確認すべき10項目

①がんと診断した根拠（細胞や組織の検査までしたのか）

一般的に、がんの確定診断には、細胞や組織の検査（顕微鏡によるがん細胞の証明）が必要ですが、画像の検査だけでがんと判断する場合もあります。

また、細胞や組織の検査を行っても、がんの確定診断がつかない場合もあります。その場合は、「がんの疑い」ということで治療方針を話し合うことになります。

②がんの部位（臓器、部位）

がんがどの臓器のどこにできているのか（原発巣《げんぱつそう》）について確認します。その臓器にあるからといって、必ずしもそこから発生したとは限りません。

例えば、肝臓に腫瘍《しゅよう》がある場合、肝臓から発生したがんと、他の臓器（胃や大腸など）から転移したがんの場合があります。それぞれ治療法が違いますので注意が必要です。

③がんの進行状況・ステージ（腫瘍の深さ、リンパ節転移、遠隔転移など）

主治医に自分のステージ（進行度）を確認しましょう。また、どうしてそのステージと診断したのかについても説明を受けましょう。

日本の学会などが定めている癌《がん》取扱い規約（がん診断・治療のルール）によると、ステージ1（または0）が最も早期で、がんが進行するにつれてステージが上がります。ステージ4はがんが最も進行した段階のことです。

また、がんの種類によっては、同じステージでもアルファベット（例えばa、b）で細かく分類するものがあります。この場合、アルファベットが進むにつれてステージが上がります。

がんの種類によっても違いますが、一般的にがんのステージは、腫瘍の大きさや深さ（腫瘍因子：T）、リンパ節転移の有無（リンパ節転移：N）、離れた臓器への転移（遠隔転移：M）の3つの因子の組み合わせで決定されます。

④標準的な治療法について（ガイドラインではどうなっているか）

現在のがんの状況に対応したガイドライン（がんなどに対する標準的な診療について

の指針）が勧める、最も一般的な治療法はどのようなものかを聞きます。

現在、日本ではほとんどのがんについて、ガイドラインが作られています。なかには患者さん向けのガイドラインもあるので、自分で調べてみるのもよいでしょう。ただし、ガイドラインで推奨される治療が、必ずしも全員にベストの治療であるとは限りませんので注意が必要です（詳しくは59ページ参照）。

⑤治療の目標（がんの根治か、進行を止めるのか、延命か、緩和か）

主治医が、治療の目的をどこに置いているかを聞きます。主に、次の3つのケースが考えられます。そこに目的を定めた理由も尋ねましょう。

1．がんを完全に除去あるいは全滅させる治療（根治または完全寛解《かんかい》）
2．完全に治すことよりも、がんを進行させないようにすることを目指す治療
3．がんの積極的な治療はせず、患者さんの苦痛を和らげる治療（緩和治療）

⑥担当医の勧める治療法とその理由（経験はあるのか）

その治療法がガイドラインどおりでなかった場合は、理由を確認してください。

また、その治療（例えば、手術の術式）の経験の有無、程度を確認しましょう（手術なら、何例くらい行っているか）。それは同時に、医師の専門性のチェックにもなります。

似たような症例の経験がある場合には、過去の治療成績についても聞いておくと参考になります。

⑦治療に伴《ともな》う合併症、副作用、後遺症

どんな医療行為にも、必ず合併症、副作用、後遺症といったデメリットがあります。医療行為による効果（メリット）が、これらのデメリットを上回ると予想される場合にのみ、それは治療として成り立ちます。

しかしながら、ときとしてデメリットがメリットを上回ることがあります。高齢の患者さんの場合や、もともと持病がある場合には、リスクがなお高まります。

例えば手術の場合は、手術後に起こる可能性のある合併症やその頻度、また手術によって死亡する確率などについて確認しましょう。

抗がん剤や放射線治療では、副作用と後遺症についても同様です。

⑧予定される治療期間

手術の場合には「手術後どのくらいで退院できるのか」、抗がん剤治療の場合には「どのくらいの治療期間が予想されるのか」、放射線治療の場合には「何回（どのくらいの期間）の照射が必要か」など、予想される治療期間について確認しましょう。

⑨それ以外に考えられる治療法について

標準治療以外の治療についても聞いてみましょう。また、必要に応じて、後述するセカンドオピニオンについても検討してください。

⑩その治療がうまくいかなかった場合の次の手段

当初の治療法以外に、次の手段があるのかについても確認しておきましょう。

治療法をその場で決めてはいけない

主治医との面談では、多くの患者さんはなにを話したらいいかわからず、医師からの説明を聞くだけになりがちです。

ひどい場合は、患者さんが一言も発しないまま、手術の同意書にサインするだけで面談が終わるといった話も聞きます。コミュニケーションが円滑でないまま治療が始まってしまうと、後々、患者さんにとって不利益をもたらすことが多いのです。

どんな人間関係でもそうですが、**信頼関係を築くためには対話を重ねることが重要**です。面談の際にも、できるだけ自分から積極的に質問しましょう。

また、あなた自身の考えや希望、不安に思っていることなどを率直に伝え、主治医と対話を重ねていくことが大切です。

そのためには、**外来1回だけで、その場で治療方針を決定してしまうのは避けたほうがいい**のです。

私の外来でも、手術前の患者さんには少なくとも2〜3回通っていただくようにしています。何度か顔を合わせるうちに、医師も患者さんも、お互いに性格や考え方がしだいにわかってきて、徐々に信頼関係が築かれていくと思います。

治療方針を決めるまでは、少なくとも1〜2週間は時間を取って、家族とともにじっくりと考える時間を持ちましょう。

ネットで情報を集める際の注意点

主治医から、あなたのがんの状態や治療法について説明を受けると同時に、**自分でもがんの情報を集めましょう。**

まずは、インターネットを使ってがんの情報を収集します。

ただし、がんに関するサイトは無数にあり、さまざまな情報があふれています。なかには科学的根拠（エビデンス）のない偏った情報や、高額なサプリメント（栄養補助食品）や民間療法へ巧みに誘導する広告サイトもあるので注意が必要です。

インターネットからがんについての情報を入手する際の注意点を挙げておきます。

1. まずは公的な機関（国の機関や大手の製薬会社など）が運営している、信頼できるサイトを見つける（本章の末尾に紹介しています）
2. 同じ情報を集める場合も、できるだけ多くのサイトで入手して比較する
3. 極端な表現を使ったサイトの情報に振り回されないように注意する（「この治療法、食べ物、サプリメントで末期がんが消えた」など）

4．情報の出典やしっかりとした医学的な根拠があるかどうかを確認する
5．入手した情報を試す場合には自分だけで判断せず、家族や主治医と相談する

また、インターネットと同様に、がんに関する書籍からも情報を得ることができます。がんの闘病記では、同じような境遇の悩みを解決するヒントが得られることもありますし、励まされることもあります。

がんについての食事療法や、日常生活でのセルフケアについての本も一読に値します。

ただし、話題性で売り上げを伸ばそうとする極端な内容の本（「がんは放置しろ！」「この食べ物でがんが消える！」など）もありますので、くれぐれもタイトルにだまされないようにしましょう。

お勧めできるがんに関する書籍も、**本章の末尾に載せています。**

≫ 他の患者やサバイバーから情報を得る

がんの治療法を選択するうえで、医療者側からの情報だけでなく、実際に治療を受

けた人からの情報が役に立つこともあります。

例えば、治療に伴う副作用・後遺症のことは、経験した人にしかわからない面がたくさんあります。

また、実際に治療を乗り越えてがんを根治したサバイバーと接することで、「自分もがんばって絶対に治る」という前向きな気持ちになれる利点もあります。

したがって、**がんと診断されたらできるだけ早く（できれば治療法を選ぶ前に）がんの患者さんやがんサバイバーとの交流を持つ**ことをお勧めします。

がんの患者さん、あるいはがんサバイバーと出会うためには、がんの患者さんが集まって情報交換をする患者会（患者サロン）に参加するのがよいと思います。

がん診療連携拠点病院のがん相談支援センターやがんサロンで、患者会を紹介してもらいましょう。あるいは、定期的にがん患者会を開いている病院もあります。

インターネット（病院や都道府県・市区町村のホームページ）を使って、近くで開催されている患者会を探すこともできます。

最近では、がんの患者さんやがんサバイバーを対象としたソーシャルメディアのコミュニティなどもあり、がんの体験談、治療やサポートに関するさまざまな情報がやりとりされています。「手軽に始められる」「都合のよい時間にできる」「本音で話しやすい」というメリットがあるようです。

ただし、顔を合わせないインターネット上のコミュニケーションのため、その情報の信頼性については注意する必要があります。ほかの患者さんの意見や助言を鵜呑《うの》みにするのではなく、1つの参考として冷静に受け止めてください。

ほかの患者さんやサバイバーから勧められた治療法を試す場合も、自分でもよく調べて、主治医と相談してからにしましょう。

たとえ同じ種類のがんだとしても、ほかの人に効果があった治療が、あなたにとってベストとは限りません。

4 ガイドラインが正しいとは限らない

三大治療のメリットとデメリット

主治医から、あなたのがんの部位、進行状況の説明がなされた後、治療方針が提示されます。主治医が治療方針を提示したら、それを行うかどうかを最終的に決めるのは、あなた（とご家族）です。

また、治療方針が複数提示される場合もあります。すると、複数ある選択肢の中から、どれかを選ばなければなりません。

そのためには**最低限、治療法に関する基礎的な知識が必要**です。ここでは、その基礎的な情報をお伝えしましょう。

がんの主な治療は、**「手術」「化学療法（抗がん剤治療）」「放射線治療」**の3つからなります。

大まかに分類すると、手術と放射線治療は局所（ある特定の部位）にあるがんの治療、化学療法は全身に広がった（転移した）がんに対する治療といえます。

3つを合わせて「三大治療（三大療法）」と呼んでいますが、治療方針を決めるためには、三大治療のメリット・デメリットを理解しておくことが重要です。

①手術

がんの病巣《びょうそう》やその周囲の細胞を切除する局所療法です。手術の最も大きなメリットは、がんを「かたまり」として完全に除去できる点です。

早期がんや、進行がんでも局所にとどまっている場合は、手術によって根治することが可能です。これが手術の最大の利点といえます。

他の治療と比べると、比較的に短期間で治療することができます。また、切除したがんを調べて、分子標的治療薬（詳細は182ページ参照）など他の治療の参考にすることが可能です。

デメリットは、全身状態（および臓器の機能）がある程度保たれていないと行えない点です。

手術には麻酔が必要となりますので、麻酔に伴う合併症のリスクがありますし、手術による合併症や後遺症の可能性もあります。切除した臓器の機能が失われることもあります。

体には大きな負担となり、一時的に体力や免疫力が低下することもあります。

また、くり返し行うこと（再手術）が難しいとされているのも特徴です。

②化学療法（抗がん剤治療）

抗がん剤の投与（点滴などの注射か経口）によって、がん細胞の増殖《ぞうしょく》を妨げる薬物療法です。全身に転移したがん細胞に効果があります。

転移し、全身に広がったがんには手術ができませんが、こうしたケースで適応できる点が、化学療法の最大のメリットです。

血液のがんなど、がんの種類によっては完全寛解も可能です。

手術は、高齢の患者さんには体力的に難しい場合がありますが、化学療法であれば種類や量を調節することで、高齢の患者さんでも使うことができます。

一方、進行した「かたまり」のがん（固形がん）に対しては、化学療法は効果が少ないとされています。

デメリットは、副作用（白血球《はっけっきゅう》などの減少、吐き気、倦怠感《けんたいかん》、脱毛、しびれ感など）が引き起こされる可能性があります。

また原則的に、腎臓や肝臓の機能が悪い人には使えません。

薬物耐性が生じるため、途中から効かなくなることもあります（耐性が生じたら、薬を替えて対応することになります）。

③放射線治療

放射線を照射し、がんの病巣を攻撃する局所療法です。手術に比べて体への負担が小さい点と、臓器の機能を温存できる点が、放射線治療の大きなメリットです。

外来治療も可能です。ただし、胃や腸のがん（あるいは、胃や腸に近い部位）には照射できません。また、同じ部位に何度も照射できません。

デメリットは、照射部位に副作用（皮膚炎、腸炎など）や後遺症の出る可能性があります。また、一度に照射できる線量に限界があるため、治療に時間のかかることが

三大治療のメリット・デメリット

手術

メリット
がんをかたまりとして除去可能
局所にとどまる場合は根治が見込める
短期間で治療できる

デメリット
体力が消耗する
合併症や後遺症のおそれがある
ごく小さな転移は治療できない

抗がん剤

メリット
転移したがんにも適応できる
体力のない高齢者でも可能
血液のがんなど種類によっては完全寛解も

デメリット
吐き気や脱毛などの副作用
腎臓・肝臓の機能が悪い場合は不可
途中から効かなくなるおそれがある

放射線

メリット
体への負担が小さい
臓器の機能が温存できる
外来治療が可能

デメリット
皮膚や粘膜の炎症などの副作用
胃や腸のがんには照射できない
治療に時間がかかる

問題となります。

医師は、こうした治療法のメリット・デメリットを踏まえて、患者さんの病態に合わせた適切な治療を選びます。

三大治療は、それぞれが単独で用いられる場合もありますが、近年では、多くの場合、この3つを組み合わせて使うことが多くなってきました。これを、「集学的治療」と呼んでいます。

3つの組み合わせのパターンはさまざまですが、代表的なものを簡単に解説しておきましょう。

・術前化学療法（抗がん剤→手術）

進行がんのうち、いくつかのがんで行われている方法です。

術前に抗がん剤を投与することで、がんが縮小し、手術の効果（根治度）が高まる、あるいは、切除の範囲を小さくできるといったメリットがあります。例えば乳がんの場合、抗がん剤でがんが小さくなれば、乳房を温存できる可能性も出てきます。

術前化学療法は、乳がんや食道がんでは標準治療になっています。術前抗がん剤を投与してから手術を行います。そして、術後に抗がん剤（もしくは放射線）を再度使うパターンもあります。

そして最近は、膵臓がんでも術前化学療法が行われるようになってきました。膵臓がんは発見時にすでに、がんが周辺組織に広がっていて手術の難しいことが多いのですが、抗がん剤の投与を術前に行うことでがんを小さくできれば、手術が可能になるケースがあるためです。

術前化学療法は、化学療法なしで手術をした場合と比較して、治療成績が良好であるというエビデンスがあります。

しかし一方で、抗がん剤の副作用や体力低下によって手術ができなくなる例や、手術後の合併症が増える可能性も指摘されています。

・術後（補助）化学療法（手術→抗がん剤）

乳がん、胃がん、大腸がん、膵臓がんなど、ある程度進行した多くのがんで、最も頻繁に行われている方法です。

まず、見える限りのがんを手術で取り切ります。しかし、目に見えない形でがんが体内に残っていれば、転移・再発が起こります。それを防ぐために、術後に抗がん剤を使用するのです。

術後化学療法については、がんの再発率を減らし、生存期間を延長するというエビデンスがあります。

ただし、副作用の問題があり、特に高齢者ではＱＯＬ（生活の質）を低下させるおそれもあります。

このように三大治療を組み合わせることで、より高い治療効果を目指します。

なお、三大治療以外に、一部のがん（乳がん、前立腺がん、子宮体《しきゅうたい》がんなど）では、ホルモンを含んだ薬を使用する**「ホルモン療法（内分泌療法）」**も行われます。

これは、特定のホルモンの働きを抑制したり、逆に刺激したりすることで、がん細胞の増殖を抑える治療法です。

抗がん剤に比べれば副作用が少ないとされますが、ホルモン療法も薬物耐性が生じることが少なくありません。

ホルモン療法を選択する際は、効かなくなったときにどうするか、ということも考えておく必要があります。

ガイドラインに沿った治療法が示される

「はじめに」で、標準治療は科学的根拠によって裏付けされた、最も推奨される治療であるとお話ししました。

しかし、例えば、手術＝標準治療というわけではありません。すべてのがん治療は、臓器ごとにガイドラインがあります。ガイドラインには、がんのできた部位、ステージなどに応じて、勧められる標準治療が載っています。あるがんの標準治療といっても、勧められるものが1種類だけではありません。

がんの種類・ステージに応じて、それぞれ標準治療があり、しかも、その標準治療にいくつかのグレードがあります。

がんの種類によって、いろいろなグレードの付け方がありますが、多くは、A～Dというようにランク付けされています。

グレードは、おおよそ次のように分けられています。

Aは、じゅうぶんな科学的根拠が揃っており、強く勧められる治療。
Bは、Aより科学的根拠は薄いが、根拠があり、勧められる治療。
Cのグレードは、C1とC2に分かれています。
C1は、エビデンスはないが、してもよい治療。
C2は、エビデンスがなく、勧められない治療。
Dは、患者さんに不利益が及ぶ可能性があるため、してはいけない治療。

厳密にいえば、標準治療は、グレードのAとBだけをいいます。グレードAの標準治療というのは、実は驚くほど少ないのです。

また、がんが進行し悪化するほど、医学的に効果があると根拠の示された標準治療が減っていきます。がんが進行すると、グレードAの治療法が1つもないということもあります。

医師は基本的に、このガイドラインに従って治療を選びます。

私は、経験的によさそうだと考えられる場合、グレードC1の治療も行うことがあります。

また、先ほど触れた三大治療を組み合わせた集学的治療も、ガイドラインの中で標準治療として取り入れられています。

主治医からは、あなたのがんの部位やステージを説明したうえで、ガイドラインに沿った治療方針が示されるでしょう。

ただし、知っておきたいのは、**ガイドラインに書いてある標準治療が絶対ではない**という点です。

ガイドラインが絶対ではない理由とは？

これまで長い間、「医師の経験や長年の勘に基づいた医療」が行われてきました。

しかし現在の医療現場では、ガイドラインに沿ったエビデンスに基づいた医療こそ、最良の医療と考えられるようになっています。

もし仮に、ガイドラインで勧められている医療を行わずに問題が起こった場合、医療訴訟で敗訴するおそれがあります。

そうなると、当然ながら、**現場の医師は敗訴のリスクをおそれて、ガイドラインに**

従った治療しかしなくなります。そうした傾向が顕著《けんちょ》になりつつあります。

現在、ほとんどのがんについてガイドラインがあり、例えば「胃がんのこのステージの患者にはこの手術、大腸がんのこのステージの患者にはこの抗がん剤」という具合に決められています。

確かに、信頼のおける研究結果に基づいた最も効果的な診断・治療法なので、医師の学習や経験によるばらつきを解消し、いつでもどこでも標準的な治療を受けられるという利点はあります。

しかし、このようなガイドラインを中心とした「エビデンス至上主義」にもいくつかの問題点があるのです。

第一に、**標準治療はグレードAのものでも、100%治るという意味ではない**、ということをわきまえておきましょう。標準治療を受ければ、誰もがいい結果を得られるわけではありません。

1000人受けたら、600人がよくなることが科学的根拠を持って示されれば、それは標準治療となりえますが、実際にその治療を受けても、400人には効果がな

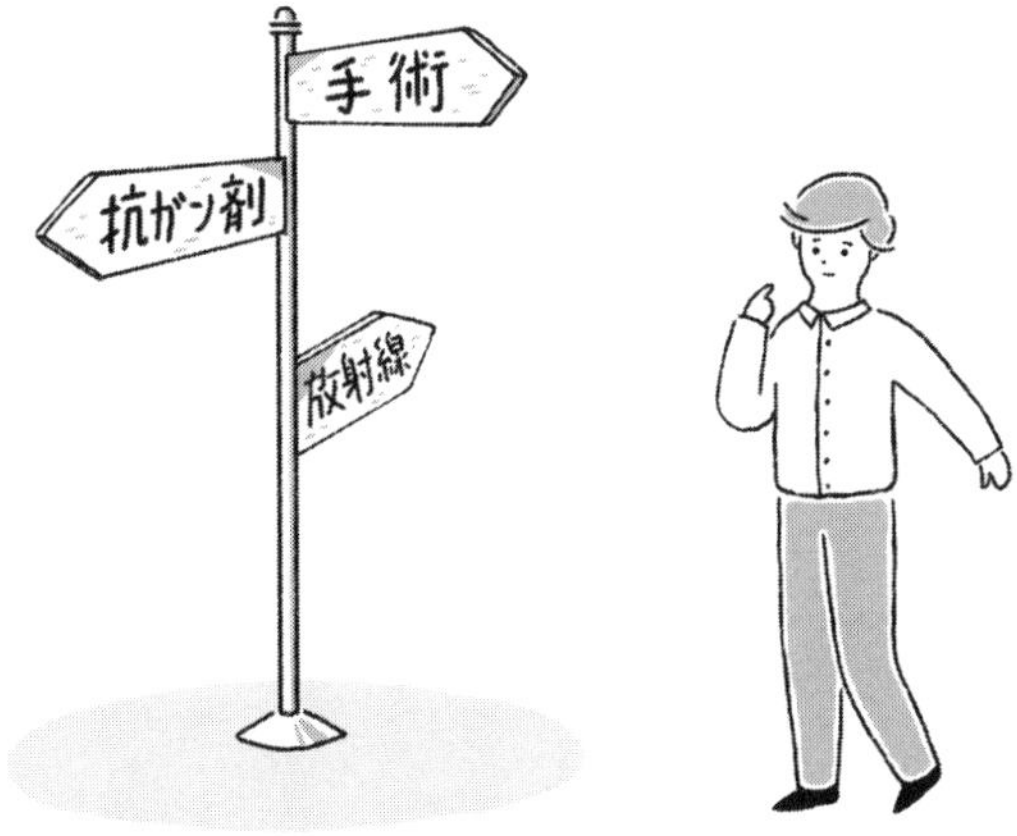

ガイドラインに従うべきか熟慮を要するケースも少なくない

いこともあるということになります。

効果が出ない人がいたとしても、ほかの治療法よりも成績がよいことが確かめられているからこそ、標準治療として推奨されているわけです。

むろん、標準治療になっていない他の治療法は、よくなる可能性はもっとずっと低く、まったく効かないケースもじゅうぶん起こりえます。

第二に、**標準治療はあくまでも研究データに基づいた治療法である**、という点を知っておきましょう。

治療に的を絞った研究に準拠するため、がんの原因を踏まえたうえでの再発予防や、生活習慣の改善といった視点がほとんど欠けているといった限界もあります。

こうした医学研究では、「どれだけ効くか」という治療の有効性ばかりに重点が置かれています。

そのため、**患者さんの全身状態、体力、社会的背景などについては、ほとんど考慮されていません。**

また、治療法の優劣を比較する臨床試験で、わずか数カ月（あるいは数日）生存期間を延ばす治療法でも、統計学的に差があればガイドラインでは有効とされ、推奨されることになります。

しかし、それはあくまでも統計の問題であって、実際にがんで悩む人にとって、そのわずかな差がどれだけ助けになるかははっきりしていません。

治療費、あるいはコストパフォーマンス（費用対効果）についての検討も、ほとんどなされていません。したがって、費用の割にはあまり効果のない抗がん剤などを勧めていることがあります。

さらに、エビデンス至上主義の医療が推し進められていることで、患者さんの治療に対する希望が反映されにくくなるおそれが出てきています。

例えば主治医から、「この治療法が、統計学的に生存期間が最も長い治療法です」といった言葉を聞いたら、患者さんは通常「ノー」とはいえません。患者さん側には選択の余地がなくなってしまうのです。

しかし、先ほど述べたように、「ガイドラインで推奨される治療」がすべての患者さんにとってのベストの治療とは限りません。

例えば、高齢の患者さんの場合、いくらデータが手術を推奨し、エビデンスがよい証拠を示していても、そのままデータを鵜呑みにしていいものかどうかを考えなければなりません。

ガイドラインに従うべきか熟慮を要するケース

こうした問題が顕著になるケースの1つめが、今述べた高齢者の場合です。

第一に、手術中または手術後に重大な合併症が起こった場合、体力の落ちている高齢者は、命を落とす危険性があります。

第二に、手術によって少なからず体力や免疫力が低下することです。人によっては、手術によるメリットよりも、体に負担になるというデメリットのほうが大きくなる可能性があるのです。

高齢の場合、がんの手術から立ち直るには時間がかかります。術後に合併症や後遺症が起これば、元どおりの生活が送れなくなることもありますし、生活の質が大きく低下するリスクもあります。

また進行がんでは、手術と他の治療法（抗がん剤や放射線治療など）の効果を比較した場合、期待される生存期間がほとんど変わらない場合もあります。このような場合には、体に負担になる手術のメリットは少ないと考えられます。

そのため、主治医が手術を勧めたからといって、手術が患者さんにとって最良の治療法かどうかがわからないケースも存在します。

もし、効果（生存期間）にあまり差がないようであれば、手術を受けずに、抗がん剤や放射線治療など他の治療法を選択することも妥当です。

あるいは、生活の質を重視して、積極的な治療をいっさい受けないという選択肢もあるでしょう。

こうした問題は、高齢者に限らず、体力がない人や弱っている人などでも生じる可能性があります。

2つめが、**がんの種類によって、あるいは、その進行度合いによって、ガイドラインにグレードAやBの標準治療がない**ケースです。

治療の難しい膵臓がんの場合、乳がんや食道がんで標準治療となっている術前化学療法（「術前抗がん剤→手術」）は、まだ標準治療となっていません。つまり、効果を裏付けるじゅうぶんな臨床試験のデータがないということです。

ガイドラインにないことは、一般には強く推奨される治療ではありません。

しかし私は経験的に、今後、標準治療に入ってくるだろうという考えから、この治療法を患者さんにお勧めすることがあります。

実際、「はじめに」で紹介した患者Sさんの例などは、新しい治療法が奏功したケースです。

ただし、こうしたケースでは、うまくいかない場合も検討しなければなりません。

患者さんによっては、「術前抗がん剤を使用している間に、膵臓から他の部位にがんが転移してしまうかもしれない」と考える人もいるでしょう。

また、抗がん剤が効かずに、がんがむしろ大きくなるという可能性もあります。

あるいは、抗がん剤の副作用で体力が落ち、そもそも手術ができなくなる可能性もあるのです。

こうしたリスクと、うまくいく成功の確率を比較し、いずれかの治療法を選ばなくてはなりません。もちろん、患者さんが選択肢の前に立たされるのは、膵臓がんの場合に限りません。

例えば、**ガイドラインにおいて強く推奨する治療法がなく、手術、放射線、抗がん剤治療のうち、どれを選ぶべきか――。**そうした選択を求められるケースもあるでしょう。

このような場合は、それぞれ担当の医師（つまり手術であれば外科医、放射線であれば放射線科医、抗がん剤であれば内科医）から専門とする治療法について情報を集めることが重要です。

例えば、外科医の主治医から手術を勧められたとしても、放射線や抗がん剤治療も選択肢としてある場合には、それぞれの担当の科への受診をお願いしましょう。

治療の選択肢が増えるにしたがって、より自分が納得できる治療法を選ぶことが可能となります。

いずれにしても、がんという病気にかかった人すべてが、こうした岐路に立たされることになるのです。

そのときに、どの道を選ぶか――。

戸惑いもあるでしょうし、迷うこともあるでしょう。患者さん本人も、それを支える家族も悩むことになります。

それを助ける手段の1つである「セカンドオピニオン」について、次節で詳しく紹介します。

5

「先生にすべてお任せ」ではダメ

≫ セカンドオピニオンを取るべきか？

最近では、セカンドオピニオンが一般化し、珍しいことではなくなりました。セカンドオピニオン外来を開設する病院も増えています。

セカンドオピニオンとは、病状や治療法に関して、担当医以外の医師に「第二の意見」を求めることです。

私も、**基本的にはセカンドオピニオンを推奨しており、特に治療が難しい進行がんのケースでは、できるだけ受けていただきたい**と考えています。

ひと昔前までは、「先生（主治医）にお任せします」という患者さんが大多数でした。自分で決められず、家族などに決定をゆだねる人もいました。

しかし最近では、医者任せ、他人任せではいけないと考えられるようになってきました。

私自身も、患者さん本人が自分の進むべき道（治療法）を選び、積極的に自分の病気にかかわっていくことが重要と考えています。**受け身の態度でいるよりも、積極的にかかわるほうが治る可能性はずっと高い**からです。

そして、患者さんが自分の進むべき道を選択する際の道しるべとなりうるのが、セカンドオピニオンです。

では、セカンドオピニオンを取ったほうがよいと思われるのは、どのようなケースでしょうか。おおよそ3つのパターンがあります。

①治療の選択肢が2つ以上ある場合
②主治医の提示する治療方針に納得できない場合
③主治医の説明は理解できるが、踏ん切りがつかない場合

1つめは、前節でもお話ししたとおり、治療の選択肢が2つ以上あって、患者さんがどれかを選ばなければならないときです。

場合によっては、主治医自身が迷っていたり、その病院の医療チームの中でも、例えば、外科医と内科医とで意見が分かれたりするケースもあるでしょう。

そうした場合、**別の医療機関で意見を聞くことが、決断のヒントを与えてくれる**かもしれません。

ただし、主治医の意見（ファーストオピニオン）と比べて、セカンドオピニオンのほうが必ずしもよい意見というわけではありません。

時には、両者がまったく相反する意見となることもあるでしょう。そういうケースでは、とても難しいですが、両者の意見を公平に判断することが必要です。


2つめは、主治医に問題がある場合です。

主治医の提案した治療方針に納得できないと感じるときは、たいてい患者さんと医師のコミュニケーションがうまくいっていません。

例えば、主治医の説明不足により、患者さんが治療方針をじゅうぶんに理解できていないケースが考えられます。あるいは、もともと折り合いが悪く、主治医を代えた

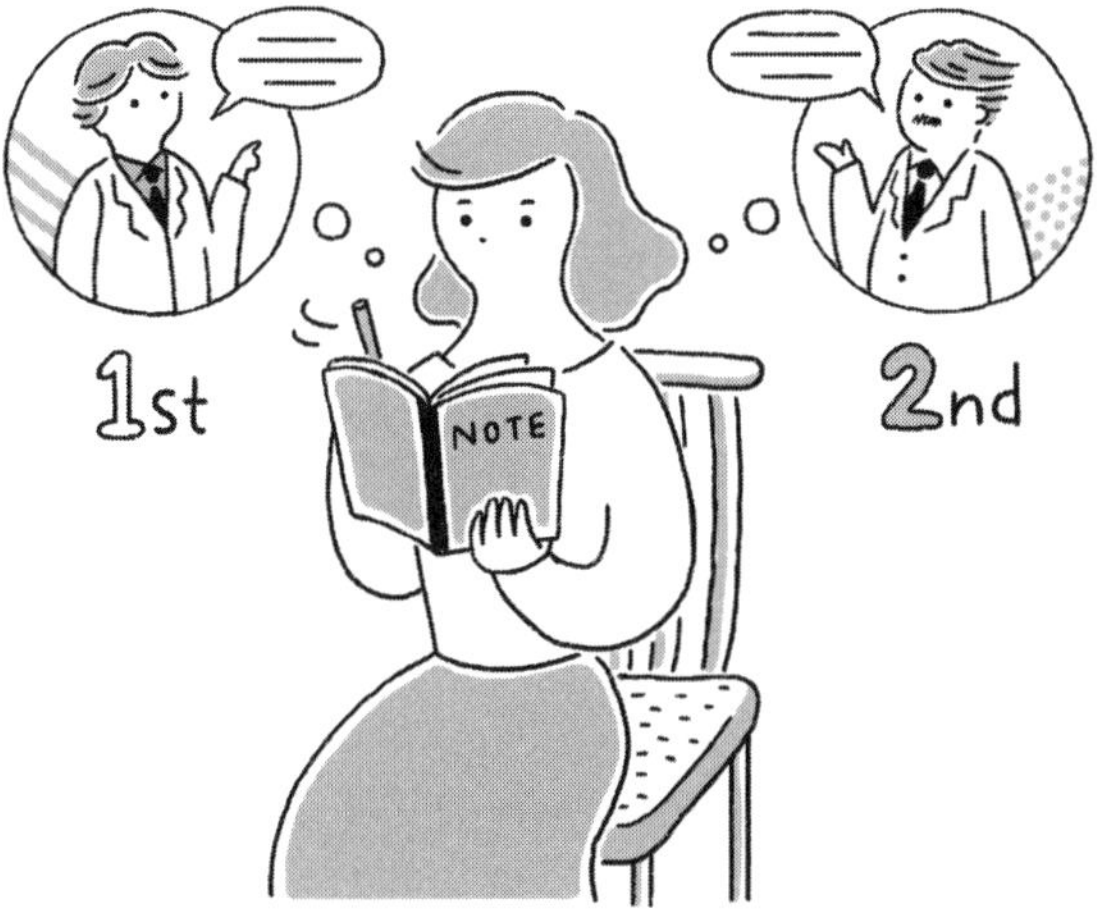

治療法に対する選択と決断のヒントが得られる

いと考えているケースもあるでしょう。

いずれにしても、**別の意見を聞くことで、説明不足を補ったり、主治医を代えるきっかけとなったりするなど、その後の方針を決める参考となる**でしょう。

3つめは、自分自身の問題です。

治療方針に納得できてはいても、本当にこの治療でいいものかどうか、まだ迷いがあるという人もいます。

そうした場合、患者さんは背中を押してほしいのです。その役目をセカンドオピニオンが果たすことになります。

別の意見を聞くことによって改めて、ファーストオピニオンに納得がいくという

メリットもあります。

この治療でいいのだろうかと、迷いながらファーストオピニオンの治療を受けるよりも、納得して治療を受けたほうが効果は高いのです。

セカンドオピニオンがファーストオピニオンと同じだったことで、最初の治療方針が正しいのだと勇気づけられ、元の病院に戻っていくというのが、セカンドオピニオンの1つの理想形といえるでしょう。

申し出るタイミングと別の病院の選び方

では、セカンドオピニオンは、いつ申し出るのがいいのでしょうか。

セカンドオピニオンの目的は、「患者さんにとって納得のいくベストの治療法を、患者と主治医との間で判断するために、別の医師の意見を聞くこと」です。したがって、大前提として、主治医の了解を得る必要があります。

「セカンドオピニオンを申し出たら、主治医が気を悪くするのでは？」と心配し、なかなか切り出せないという患者さんもいます。

しかし、そのような心配はまったく無用です。セカンドオピニオンは患者さんの当

セカンドオピニオンのポイント

どのようなケースで？

・治療の選択肢が2つ以上ある場合
・主治医の提示する治療方針に納得できない場合
・主治医の説明は理解できるが、
踏ん切りがつかない場合

いつ申し出る？

・検査後、主治医から治療の提案があったとき
・主治医から「もう治療法がない」と告げられたとき

どこで受ける？

・現在通っている病院よりもランクが上の病院
（がんセンターや大学病院など）

然の権利ですので、気を悪くする医師のほうがおかしいといえるでしょう。

セカンドオピニオンを切り出すタイミングは、**ひととおりの検査が終わり、主治医から治療の提案があったとき（できるだけ治療が開始される前）**が最も適したタイミングとなります。

セカンドオピニオンは、最初の病院での診断結果や治療方針を踏まえて出されることになりますので、ファーストオピニオンの根拠となった検査データなどが出そろってからであれば、無理がなく最も進めやすいはずです。

しかし基本的には、どの時点でもセカンドオピニオンを求めることはできます。治療が進んでしまった後でも、主治医に遠慮する必要はまったくありません。セカンドオピニオンを受けたい旨を、率直に主治医に伝えてください。

また、がんが再発・転移していることがわかったときには、現在の治療方針に納得がいかないという人もいるでしょう。そうした場合も当然、セカンドオピニオンを考えてもいいと思います。

主治医から「もう効果の期待できる治療法がない」と告げられたときにも、セカンドオピニオンを取ることをお勧めします。

では、セカンドオピニオンは、どこで受けるのがよいでしょうか。

どこで受けたらいいかがわからない場合、現在通っている病院の「がん相談窓口」や「患者さん相談窓口」などで尋ねてみてください。

「この近くで、自分のがんと同じような手術をたくさんしている病院で、セカンドオピニオンを取りたいのですが」と頼めば、教えてくれるはずです。

現在は、「セカンドオピニオン外来」を設けている病院も増えてきました。そこを訪ねるのもいいでしょう。

なお、**ファーストオピニオンよりもセカンドオピニオンのほうが、ランクが上の病院であることが理想的**です。

例えば、がんセンターや大学病院などです。ファーストオピニオンと同じレベルの病院では、得られるものが少ないかもしれません。

ワンランク上の病院で得られたセカンドオピニオンが、ファーストオピニオンと同じ内容であれば、ファーストオピニオンが間違っていないと保証されたことにもなるでしょう。

セカンドオピニオンにはデメリットもある

セカンドオピニオンを取る病院では、目的を明確にさせておくことも重要です。「診断自体が正しいのかどうか」「手術すべきかどうか」など、聞きたいことを明確にしておかなければなりません。

セカンドオピニオンで話が聞ける医師は1人ですし、時間も限られます（通常は1時間程度です）。

手術のことを聞きたいのに、セカンドオピニオンに内科の医師がやってきたら、聞きたいことも聞けません。抗がん剤について聞きたい場合は、内科の医師にセカンドオピニオン外来に来てもらわないといけません。

ですから、セカンドオピニオンを聞く際には、**聞きたい趣旨を明快にして、それを先方の病院に前もって伝えておく必要**があります。

今では、ほとんどのセカンドオピニオン外来で、申込書に具体的な質問内容を記載する欄があります。

主治医が提案した手術に関して意見を求めたいのであれば、外科の医師が対応することになりますし、抗がん剤治療については主に内科（腫瘍内科など）の医師、また放射線治療については放射線科の医師が対応することになります。

なかには、「主治医と相性が合わない」「有名な医師（例えばメディアで紹介されている医師）に診てもらいたい」「もっと設備が整った病院で治療を受けたい」といった理由で、セカンドオピニオンを希望する患者さんがいます。

しかし、**このような場合はセカンドオピニオンではなく、転院・転医**となります。それには診療情報提供書（いわゆる紹介状）が必要になりますので、具体的に治療を受けたい病院名や医師の名前を、主治医に伝える必要があります。

なお、セカンドオピニオンにはデメリットもあります。

時間がかかりますし、お金もかかります（通常2万～3万円程度）。また、時間の制約上、単に標準治療の解説にとどまり、じゅうぶんな説明が得られないまま終わる可能性もあります。

さらに、セカンドオピニオンの結果で転院となった場合には、これまで受けてきた検査のやり直しが必要となる場合がほとんどです。

したがって、金銭的にも負担になりますし、**その間にがんが進行する可能性があることも覚悟しておかなければなりません。**

また、セカンドオピニオン先の医師には中立の立場が求められますが、なかには前の病院（あるいは主治医）を否定したり、自分の病院での治療をことさら勧めたりする医師もいます。こうした行為はルール違反ですが、このような医師がいることも確かです。

これらのデメリットも理解したうえで、セカンドオピニオンを受けてください。

セカンドオピニオンを受けた後は、主治医や家族とともに再度相談したうえで、最終的に自分が納得できる治療を選択しましょう。

6 非標準治療を過信するのはハイリスク

標準治療か、非標準治療か

一般的にいって、主治医から示される治療方針は、ガイドラインに則った標準治療、もしくはそれに近い治療ということになります。

がんの患者さんの中には、そうした標準治療を受けることを拒否して、それ以外の治療を選択する人も一定数います。

ここでは、標準治療以外の「非標準治療」について触れておきたいと思います。

非標準治療とは、標準治療以外のすべての治療法のことを指す言葉です。

保険適用外の抗がん剤や、先進医療として位置づけられている粒子線治療なども非標準治療に含まれると考えられます。免疫細胞療法（がん細胞と闘う免疫細胞を血液から取り出し、人工的に数を増やして体内へ戻す治療法）も非標準治療です。

さらに、健康食品やサプリメント、鍼灸《しんきゅう》、漢方、マッサージ療法、運動療法、心理療法などの「補完代替療法」と呼ばれる治療法も、非標準治療に含まれます。

これらの治療については、経験的に効果があったとする症例があることはわかっていいます。しかし、その有効性は、科学的な根拠のある臨床試験によって証明されてはいません。

しかも、非標準治療は健康保険の適用外で、費用は全額自己負担となります。

では、標準治療と非標準治療、どちらを選ぶべきでしょうか？

単純に考えると、標準治療はお墨付きの「現時点では最良の治療法」ですので、確実に効果があると考えがちです。

しかし、すでに触れてきたように、標準治療なら誰にでも効果が期待できるというわけではありません。患者さんによっては、合併症や副作用が問題となることがありますし、著《いちじる》しく生活の質が下がるリスクもあります。

一方の非標準治療は、有効性がきちんと証明されていないものの、実際に効果があった症例が存在することは否定できません。

また、体に対する負担（侵襲《しんしゅう》）が少ない治療法が多いこともあり、例えば高齢の患者さんには非標準治療のほうが適している可能性もあるのです。

つまり、一概にどちらがいい、悪いとはいえません。

代替医療だけに頼ると死亡率が高まる

芸能人が、通常のがん治療（いわゆる標準治療）を拒否し、非標準治療を選択したという報道を耳にすることがあります。

50万人以上の乳がんの患者を対象としたアメリカでのデータベース解析によると、医師に勧められた手術を拒否した患者（全体の0・64％）の死亡率は、手術を受けた患者の2・42倍であったと報告されています。

さらに、アメリカの別の研究データによると、標準治療（抗がん剤、放射線、手術、またはホルモン療法）をいっさい受けず、代替医療だけを受けたがん患者（乳がん、前立腺がん、肺がん、大腸がん）２８１人と、通常のがん治療を受けた５６０人について生存率を比較したところ、代替医療だけを受けた患者では、標準治療を受けた患者に比べ、死亡リスクが2・5倍に増加していました。

がんの治療に関しては、必ずしも生存期間だけを基準にして治療を選択することが正解とはいえません。生活の質を基準に、できるだけ副作用の少ない治療法を選ぶことも間違った選択ではないのです。

とはいえ、やはり標準治療を断固拒否し、**非標準治療だけに頼った場合には、少なくとも統計学的に見て、死亡リスクが高まる可能性がある**ということは知っておきましょう。

私は患者さんに標準治療を提示し、「そのほかに、こういう治療もありますよ」と非標準治療の例も挙げるようにしています。

その中で、「まずは標準治療を第一に検討してはいかがですか」と提案し、実際に試すことをお勧めします。

その結果、治療効果が乏しい場合や副作用が強い場合、また、どうしても自分の価値観にそぐわない場合には、非標準治療を活用することを考慮してもいいでしょう。

代替医療への依存による死亡リスク

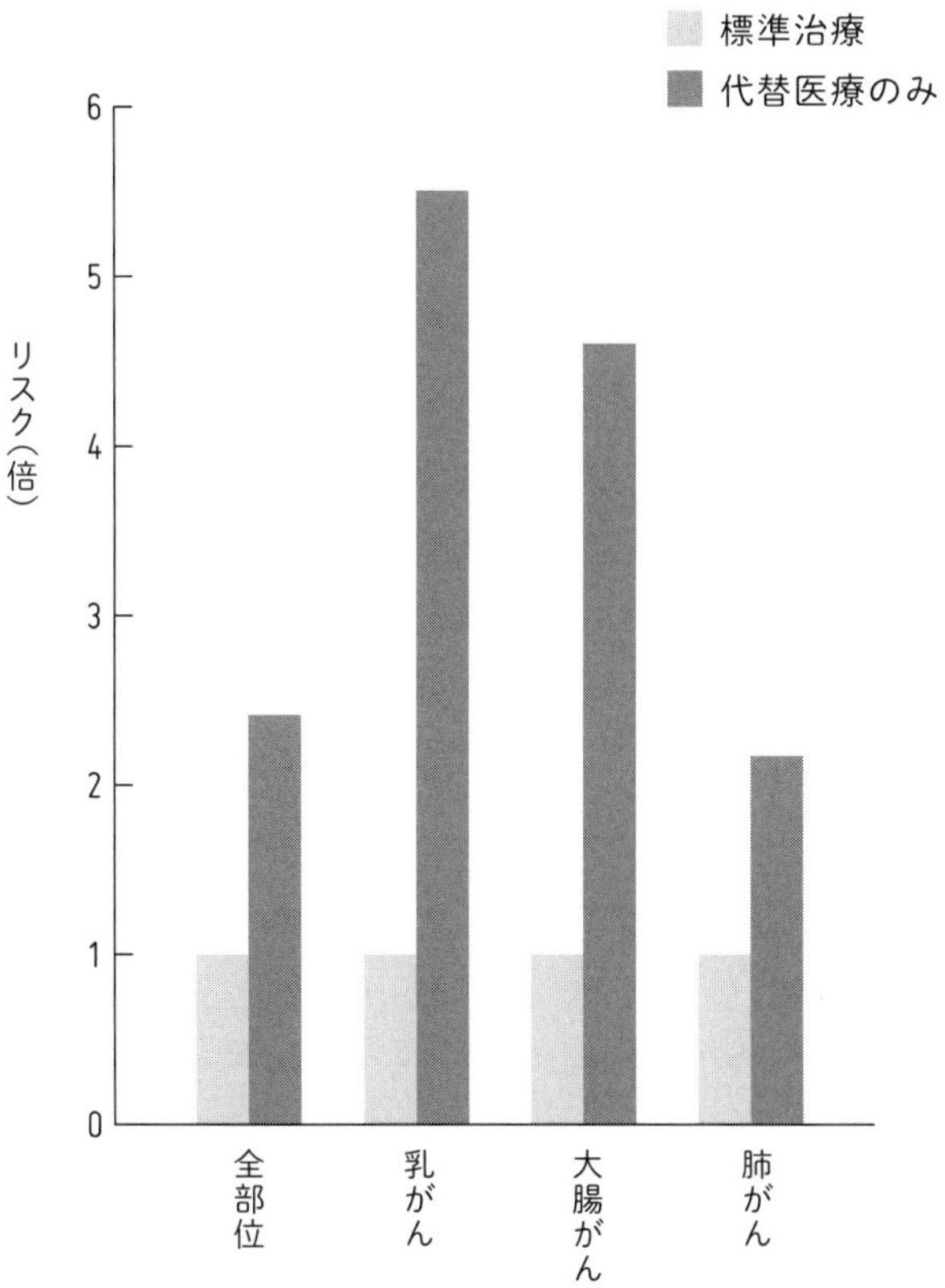

代替医療のみを受けた281人と
標準治療を受けた560人の生存率を比較したデータ。

あるいは、さまざまな標準治療を試みて、いよいよダメだと追い詰められてから非標準治療にすがるケースが多いのですが、**「最初から標準治療と非標準治療を併用する方法」**もあると思います。

例えば、まず手術を受け、その後の再発予防のために、通常の抗がん剤治療に（保険適用外の）免疫細胞療法を併用するといった治療法です。実際にこうしたケースは少なくありません。

私は、がんの治療では標準治療・非標準治療、西洋医学・東洋医学などにいたずらにこだわらないほうがよいという考えです。

重要なのは、自分がよいと信じる治療法を組み合わせること。つまり、「いいとこどり」の治療をお勧めしています。

治療の主体はあくまでも自分自身

がんの患者さんは、告知を受けた後、比較的に短い期間で手術を含めた治療の選択を迫られます。

先にも触れたように、担当医に完全に任せきりにするのではなく、知恵を絞って自

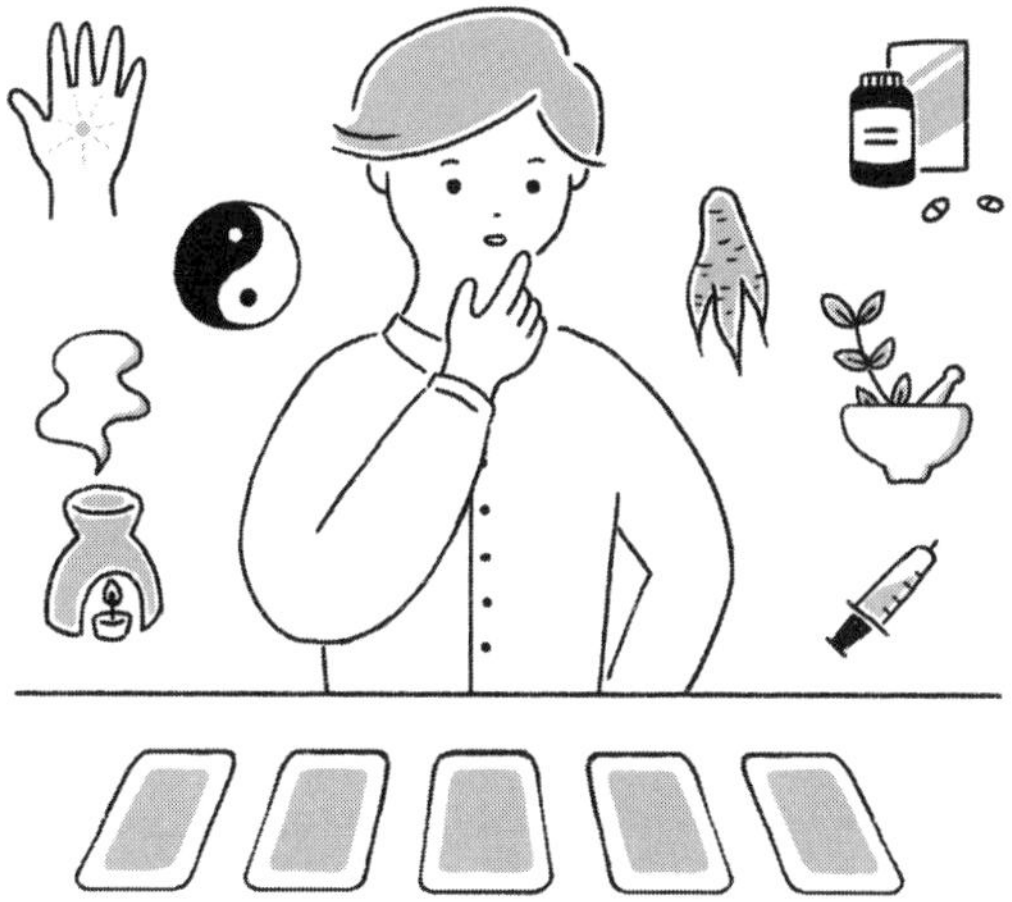

最終的には自分で治療法を決めるのが重要

分で決断することが重要です。

がんが自然寛解した症例を調査したアメリカのケリー・ターナー博士は、著書『がんが自然に治る生き方』（プレジデント社）の中で、**「がんを寛解させた人々は、医師のいいなりにはならず、自ら積極的に動いて治療法を選び取ってきた」**と述べています。

つまり、がん治療の主役は、あくまでも患者さんである「あなた自身」であるということです。このことをぜひ、肝に銘じてください。

主治医や家族は、あなたのがん治療をサポートする脇役にすぎません。

周囲の人の意見を参考にすることは重要ですが、他人が決めた治療法を納得がいかないまま受け続けるのはいかがなものでしょうか。

主治医からの詳しい説明、自分での情報収集、同じがんの患者さん（サバイバー）からの情報、あるいはセカンドオピニオンの結果を総合的に判断し、最終的には自分自身で治療法を決定してほしいと思います。


Aさん（男性・60代）は、胃がんの診断で私の外来にきた患者さんです。優柔不断な性格で、ご本人は治療方針をなかなか決めることができませんでした。おそらくそれまでの家庭生活においても、いつも奥様が「こうしなさい、ああしなさい」とご主人をリードしてきたのでしょう。

がんの治療方針の選択という、人生で最も重要といえる決断においても、Aさんは自ら決断することができませんでした。

決めたのは奥様でした。

Aさんは手術を受けましたが、術後まもなくリンパ節や腹膜にがんが再発し、残念ながら数カ月で亡くなりました。

一方、Bさん（男性・70歳）は膵臓がんの患者さんでした。

私の説明をよく聞き、いろいろ質問した後、次の外来までじっくりと考えました。熟慮の結果、手術と術後抗がん剤治療の方針を自分で選択されました。

手術は成功し、抗がん剤治療も順調にこなし、Bさんは術後4年が経過しますが、今でも再発なく元気に外来に通っています。

極端な例を挙げていると思うかもしれませんが、私はこうした事例をたくさん見てきました。

患者さんは、自分の価値観をよく考慮したうえで、治療法を選択することが欠かせません。

くり返しますが、ガイドラインもあくまで目安として考えていいのです。

エビデンスに基づいた医学だけにとらわれず、さまざまな意見を参考にして、「自分に合った治療法」を選びましょう。

もちろん、熟慮した末にガイドラインに載っている標準治療を選ぶことも立派な選択です。

がんを克服するためには自分自身で治療法を選ぶこと、ひとたび治療法を選んだ後は「自分で選んだのだから」と責任を持つこと、そして「絶対に治る」と信じて疑わないことが重要です。

こうして**自分の未来を自分で選び取ろうとすること**、ぜひそれを皆さんにお勧めしたいと思います。

7 余命は聞くな

》「余命3カ月＝あと3カ月の命」ではない

よく誤解されている言葉に、「余命」があります。

皆さんは、「余命3カ月」と宣告されたら、「せいぜいもって、あと3カ月」という意味に取るでしょう。しかし、そうではありません。

余命というのは、多くの場合、生存期間の中央値を表します。

生存期間の中央値とは、**ある集団において真ん中に位置する患者さんが亡くなるまでの期間**のことです。

例えば、99人の患者さんを対象にする場合、データを生存期間の短い順に並べたときに中央に位置する値で、50番目に亡くなった患者さんの生存期間にすぎません。生存期間の分布は正規分布をなさないために、平均値ではなく、中央値をいっているだけなのです。

つまり、**生存期間の中央値が3カ月の集団の中でも、5年も、10年も生きている人がいる**可能性があるのです。

例えば、あと1カ月しかもたないというような差し迫った状況を除けば、そもそも余命というのは当たらないものです。

ところが、余命が当たってしまうケースがあるのは、余命宣告が患者さんの心に大きな打撃を与えるからです。

本来、余命の生存期間には大きなばらつきがあるにもかかわらず、「余命3カ月」といわれると、ショックを受けてあきらめてしまい、余命のとおりに亡くなる人が少なからずいるのです。

そのため、私は患者さんにがんのステージについてはお伝えしますが、**余命については、患者さんから質問されない限りお話ししません。**

皆さんには、「余命は聞かないほうがよい」とアドバイスしたいのです。

ステージ4の扱いについても、同じようなことがいえます。ステージ4だからと

「余命1年」とは？

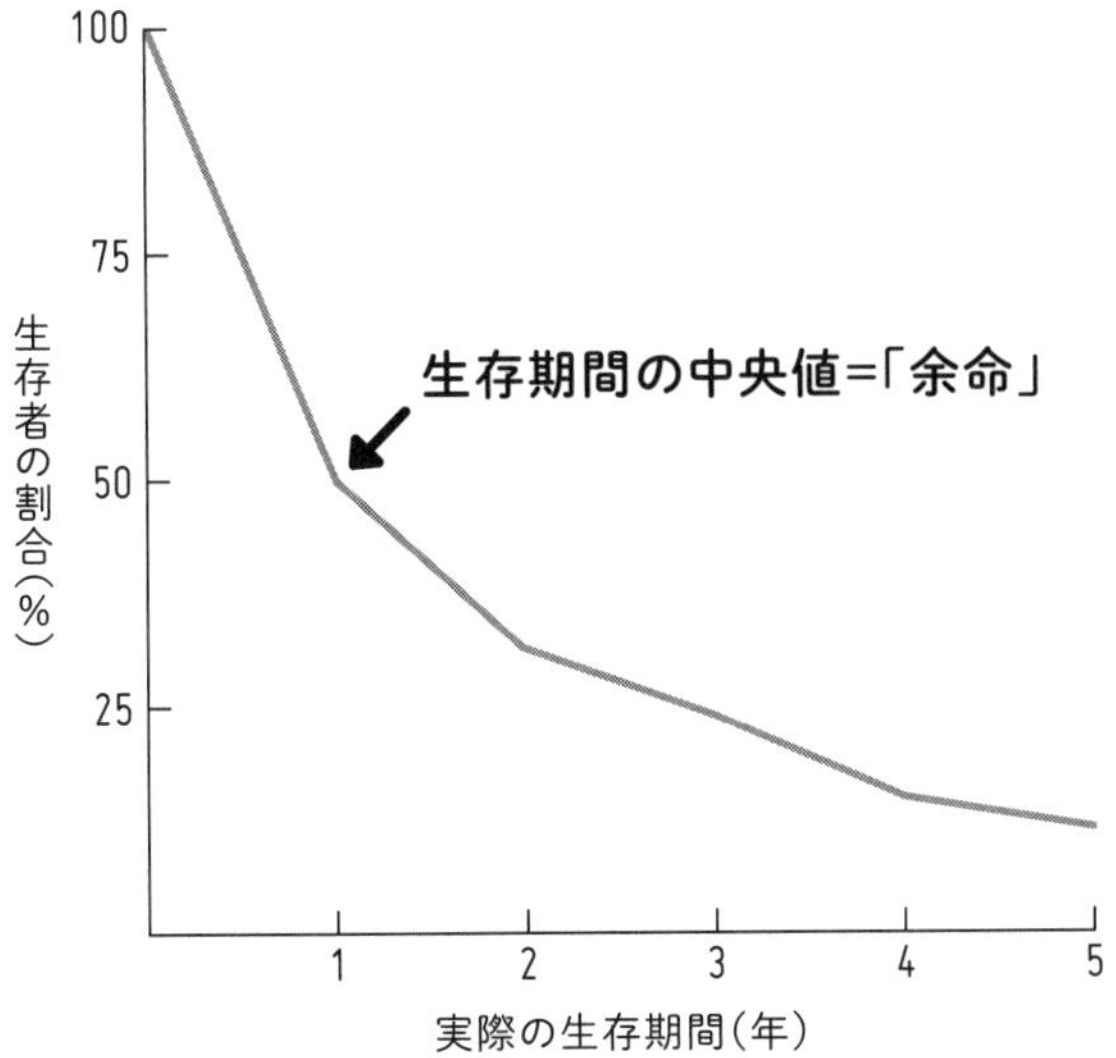

余命は「残された命の期間」ではなく、「生存期間の中央値」のこと。
患者99人中、50人目が亡くなるまでの期間にすぎないが、
そこまでしか生きられないと勘違いする人も多い。

いって、「もうダメだ」などと決めつけないことが重要です。

ステージ4から克服する人は意外と多い

よく「ステージ4＝末期がん」と考えている人がいますが、それも正確ではありません。なかにはステージ4から生還してがんサバイバーとなった人や、がんを持ちながらも5年、10年と生きる人もいます。

がんのステージ4とは、一般的に「がんが他の臓器に転移している」状態です。しかし実際には、ステージ4の定義はがんの種類によって違います。

また、転移に関しても、**ある臓器の1カ所に小さな転移がある場合と、体のあちこちに10カ所以上の転移がある場合、どちらもステージ4**になります。

ステージ4といえども、がんの種類、転移の状態などによって治療成績（予後）が変わってくる可能性があるのです。

国立がん研究センターによる調査では、日本におけるがん全体の10年生存率（治療開始から10年後に生存している人の割合）は53・3％と先述しました。およそ5割の人

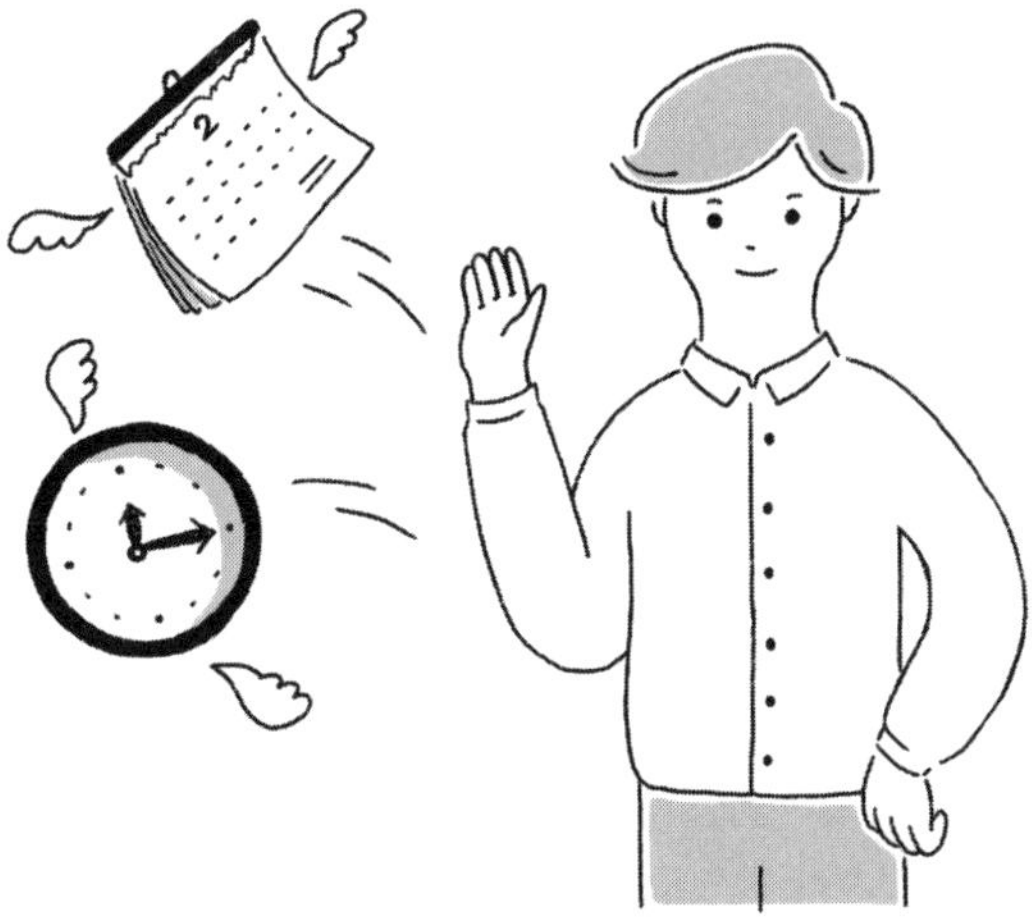

余命やステージにとらわれすぎない

のがんが治ったということになります。

このうち、ステージ1の10年生存率が80・6％と非常に高いのに対し、ステージ4での10年生存率は13・1％と低くなります。ステージ4の患者さんのうち、おおよそ9割の人は10年以内に亡くなるということです。

しかし逆に考えれば、1割以上の患者さんがステージ4のがんを克服したことになります。

つまり、ステージ4だとしても、がんの完全寛解あるいは根治の可能性があるということです。

この生存率は、がんセンターなど限られた医療機関（全20施設）で治療を受けた患者さんのデータですので、標準的な三大治療（手術、抗がん剤、放射線）以外の治療（例えば免疫細胞療法、粒子線治療など）を受けた患者さんは、ここに含まれていないことが予想されます。

したがって、**実際のステージ4の患者さん全体の生存率は、この報告だけでは判断できず、克服している人がもっと多い**可能性もあります。

ですから、「ステージ4＝手遅れ」ではありません。

まずは、自分のがんがどこまで広がっているか、どこに転移しているか、といった正確な情報を知り、現時点で受けることのできるすべての治療法について調べましょう。

がんの種類によっても異なりますが、一般的に転移があったり、周囲の臓器へがんが広がったりしているステージ4のがんに対しては、化学療法（抗がん剤治療）が行われます。

近年の治療薬の進展によって、ステージ4のがんの治療成績が向上しています。分子標的治療薬や免疫チェックポイント阻害剤（第3章で後述します）といった新しい薬が次々と開発され、ステージ4の患者さんに使えるようになってきました。

こうした抗がん剤をはじめとする治療が功を奏すれば、がんが小さくなり、手術が可能となるケースもあります。

つまりステージ4から、ステージ3やステージ2まで下がれば（ダウンステージングといいます）、手術ができるようになり、根治の可能性が見えてくるのです。

ステージ4のがんを克服するために最も重要なことは、「自分は、治る10％に入る」という強い信念を持ち、治療法をよく検討し、かつ、免疫力をできるだけ高めることです。

こうした心がまえは、ステージ4の人に限らず、すべてのがんの患者さんにとっても役立つはずです。

さて、治療方針が定まったら、さっそく準備に取りかかりましょう。

次章は、手術中心のお話になりますが、抗がん剤治療や放射線治療を選択した人も目を通してほしいと思います。

なぜなら、抗がん剤や放射線による治療がうまくいくためにも必要な情報を紹介するからです。

≫【参考資料】信頼できるがんの本とウェブサイト

〈ウェブサイト〉

・**がん情報サービス**（https://ganjoho.jp/public/index.html）

がんについてのサイトでは、国立がん研究センターが運営する「がん情報サービス」が最もお勧めです。がんの相談窓口についての情報も充実しており、がんの患者さんの入門ウェブサイトといえるでしょう。

・**NPO法人キャンサーネットジャパン**（https://www.cancernet.jp/）

がんの情報に関する公開講座などのイベントやビデオライブラリー、無料の冊子、がんの患者さんをサポートするプログラムなどが充実しています。

・**がんサポート**（https://gansupport.jp/）

がんに関する総合的な情報ウェブサイトです。各種がんの最新治療について、専門医が解説しています。患者さんの闘病記も充実しており、月刊誌『がんサポート』も購入できます。

・**がんを学ぶ**（https://ganclass.jp/）

ファイザー製薬によるがん総合情報ウェブサイトです。「種類別がん情報」に加え、「がんと診断されたら」「がんを治療する」「社会のサポート」「家族のサポート」など、がんの患者さんと家族に役立つ情報が満載です。

・サバイバーシップ（https://survivorship.jp/）

がんサバイバーを対象にしたウェブサイトです。食事の工夫や脱毛ケアなど、抗がん剤の副作用対策が充実しており、治療中の人にお勧めです。

・がんナビ（https://medical.nikkeibp.co.jp/inc/all/cancernavi/）

日経ＢＰ社が提供する、患者さんと家族のための日々の生活情報をナビゲートするウェブサイトです。がんの種類別の最新情報も充実しています。

・オンコロ（https://oncolo.jp/）

株式会社クリニカル・トライアルが運営するがん情報サイトです。特に、がんの臨床試験（治験）についての最新情報と被験者の募集情報を発信しています。現在、日本で行われている臨床試験を探すなら、このサイトがベストです。

・キャンサーチャンネル（http://www.cancerchannel.jp/）

専門家によるがんについての説明を、わかりやすく動画で提供しています。また、患者さんのイベント、サポート、および臨床試験についての情報も充実しています。

・海外がん医療情報リファレンス（https://www.cancerit.jp/）

海外におけるがん治療の最新エビデンスを紹介。

〈本〉

・がんと診断されたときに読む本

『がんの？に答える本 がん相談ホットラインに寄せられた100の質問と回答』（公益財団法人 日本対がん協会著、学研プラス）

『身近な人ががんになったときに役立つ知識76』（内野三菜子著、ダイヤモンド社）

『腫瘍内科医が教えるがんになったらすべき対策大全2021年最新版』（渡邊清高著、扶桑社）

『がんの壁　60代・70代・80代で乗り超える』（佐藤典宏著、飛鳥新社）

・がんの治療法についての情報

『世界中の医学研究を徹底的に比較してわかった最高のがん治療』（勝俣範之、大須賀

覚、津川友介著、ダイヤモンド社）
『各分野の専門医が教えるあなたにとって最適な「がん治療」がわかる本』（がん情報サイト「オンコロ」著、日本実業出版社）
『希望のがん治療－大病院が教えてくれない最新治療の効果と受け方』（萬憲彰著、ワニブックス）
『やってはいけない がん治療 医者は絶対書けないがん医療の真実』（岩澤倫彦著、世界文化社）
『気持ちがラクになる　がんとの向き合い方』（高野利実著、ビジネス社）

・勇気をもらえるがん闘病記・体験記

『がんが自然に治る生き方』（ケリー・ターナー著、プレジデント社）
『がんでも、なぜか長生きする人の「心」の共通点』（保阪隆著、朝日新聞出版）
『このまま死んでる場合じゃない！』（岡田直美、善本考香著、講談社）
『僕は、死なない。全身末期がんから生還してわかった人生に奇跡を起こすサレンダーの法則』（刀根健著、ＳＢクリエイティブ）

『がんステージⅣ克服　「転移」「再発」「余命告知」からの回復記録』（杉浦貴之著、ユサブル）

第2章

手術前にしておくべき7つのこと

1

手術ができることにまず感謝する

≫ 麻酔や手術に耐えられるのは喜ばしいこと

まずは、手術ができることに感謝しましょう。

なぜなら、**がんの患者さん全員が手術を受けられるわけではない**からです。がんが遠くの臓器へ転移していたり、周囲の臓器や血管へ広がったりしている場合、「切除不能」により手術の適応とならないことがあります。

例えば、膵臓《すいぞう》がんの場合、およそ7~8割の人はすでに切除手術ができないほどに進行している状態でがんが見つかります。

また、技術的には手術が可能でも、肺や心臓などの重い持病により全身麻酔がかけられず、手術をあきらめなければならない患者さんもいます。

高齢のため、手術によるダメージを考えて、手術を控えるケースもあるでしょう。

このように考えると、手術ができる段階（体の状態）でがんが見つかったことは、「不幸中の幸い」とも考えられます。

麻酔・手術に耐えられるだけの健康状態を維持できているのが、まず喜ばしいことなのです。

手術は通常、がん組織の周りの正常組織も含めて切除します。完全に切除できれば、がんは完治します。例えば、**早期の胃がんで転移がない場合は、手術療法でほぼ100％治すことができます。**

最近は、医学技術の進展によって、小さながんは内視鏡《ないしきょう》で切除できるようになりました。内視鏡による切除も一種の手術療法ですが、昔のように全身麻酔をかけて胸やおなかを切らなくても済むのです。

早期がんであれば、患者さんにより負担をかけない手術法が可能になっています。

また、がんが転移・進行し、当初は手術が無理だったケースでも、抗がん剤が功を奏してがんを小さくすることに成功すれば、手術が可能になります。

この場合も、手術できるということは、完治へのステップを歩み出したことになるわけで、大いに喜ばしいことでしょう。

必要以上に怖がらなくていい

皆さんは、手術と聞いて、まずなにを思い浮かべるでしょうか。

おそらくほとんどの人が「手術＝怖い」というイメージを持っているのではないでしょうか。

「手術中にトラブルがあり、目が覚めなかったらどうしよう」「術後は地獄のような痛みで苦しむのではないか」「術後の合併症が起こって最悪の事態になったら……」などといった心配をする人も多いでしょう。

皆さんが手術に対して、このような認識を持つのは、１つに医師による手術の説明の仕方に原因があります。

通常、手術の数日前から前日に、主治医（あるいは執刀医）が手術の方法や合併症について詳しく説明します。

その際、実際には起こる可能性がほとんどないような、まれな偶発症（医療上の検査や治療に伴《ともな》って、たまたま生じる不都合な症状）や、生死にかかわるような最悪の事態についても話すことが増えてきました。

理由として、医療者側が後々のトラブルや訴訟対策として、起こりうるすべての合併症や死亡の可能性について説明する義務を果たすようになったためです。

つまり万が一、患者さんにめったに起こらない偶発症が起こった場合、後から「聞いていなかった」ということをなくすためです。

比較的リスクの低い手術を受ける患者さんに対しても、「麻酔薬の副作用で死亡したり、手術後に脳梗塞《のうこうそく》、心筋梗塞《しんきんこうそく》、肺血栓塞栓症《はいけっせんそくせんしょう》（エコノミー症候群《しょうこうぐん》）、肺炎などが原因で死亡したりする可能性がある」といったこともお話しするのです。

説明をまともに聞いていたら、怖くなって手術を受けられなくなるほどです。

患者さんはこうした説明を受けても、**「めったに起こらないが、そんなこともある」という程度に聞き流し、あまり深刻に受け止めない**ほうがいいでしょう。

また、手術後の痛みに関しては、かなりコントロールできるようになっています。

実際に、麻酔や手術、術後管理の技術は日々進化しており、非常に安全で苦痛が少ないレベルになってきました。

個人差はありますが、ほとんどの患者さんは**「手術は思っていたほど、きつくなかった」**といいます。

もちろん、医療に100%はありません。予期せぬことが起こる場合もあります。ただ、最悪の事態についてあれこれ心配しても、なにもいいことはありません。手術については必要以上に怖がらないことが重要です。

手術に向けていかに準備できるかが重要

がんと告知された人が、事実を受け入れて精神的に立ち直るまでには、(もちろん人によって違いますが)おおよそ1~2週間はかかるといわれています。

ところが、がんの告知から手術までの期間は、一般的に2週間から1カ月程度です。そのため、**告知後の心理的動揺が収まらないまま、現状を受け入れられないまま、手術日を迎えてしまう人もいます。**そうした人は、「なぜ私ががんになったのか?」といった後ろ向きの気持ちのまま、手術を受けることになります。

手術の日がやってきたので、しかたなく手術を受ける患者さんもいるでしょう。

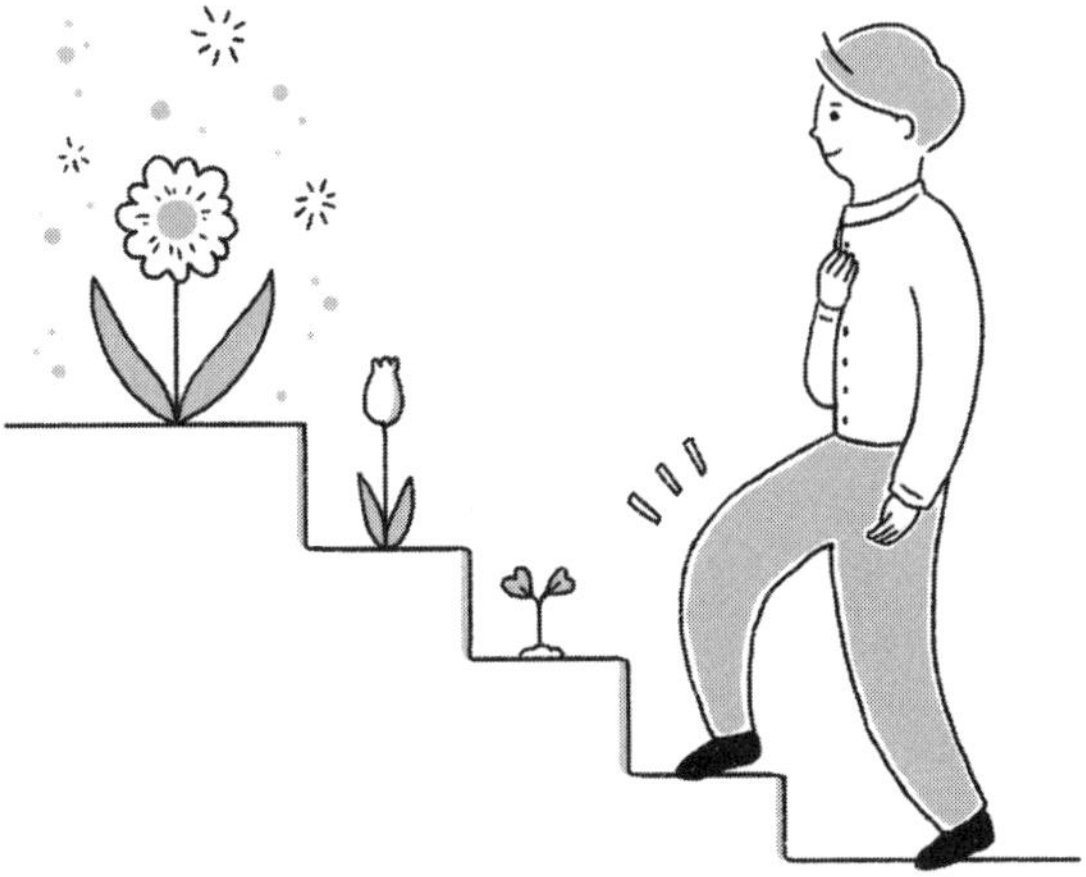

手術は完治に向けたステップ

このようなネガティブな感情はストレスとなって、免疫力の低下を引き起こし、手術後の回復に悪影響を及ぼす可能性があります。

私の経験ですが、患者さん自身が納得していない状態で手術を受けた場合、合併症などが起こりやすく、その後の治療もうまくいかないことが多いと感じています。

逆に、**開き直って前向きな気持ちで手術を受けたほうが、うまくいくことが多い**のです。

Cさん（女性・80代）は進行した胆嚢《たんのう》がんが見つかり、リスクの高い比較的大きな手術が必要となりました。

しかし、Cさんは「くよくよ考えてもしかたないから」と手術前日の説明のときには、すでにすっかり落ち着きを取り戻しており、笑顔が出るほどでした。

そんなCさんは無事に手術を乗り切り、1年後の今でも元気に過ごしています。

ひとたび手術を受けることを決めたら、「がんになったことは自分への試練。絶対に治る！」という前向きな気持ちで手術を受けることが重要です。

簡単ではないと思いますが、**できるだけ早く気持ちを切り替え、目の前の手術に向けてしっかりと準備**していきましょう。

患者さんの中には、ひとたび手術を受けることが決まったら、「手術は医者がするものだから、自分にできることはない（あるいは、しても意味がない）」と思っている人が意外に多いようです。

手術はもちろん外科医がするのですが、だからといって医師に任せきりではいけません。

手術は、患者と医師の共同作業です。外科医である我々も、患者さんのために全力を尽くしてよい手術をしようと努力します。

ただ、せっかく外科医がよい手術をしたとしても、手術前の患者さんのさまざまな要因（持病、体力、食事、喫煙といった生活習慣など）によって重大な合併症が起こったり、手術後の回復が遅れたりすることがあるのです。

ひとたび合併症が起こると免疫力が低下し、結果的にがんが早期に再発したり、進行したりするケースもあります。

逆に、手術前から患者さんが自分でできる準備をしっかりすることで、**合併症などのリスクを大きく減らすことも可能**なのです。

では、どんな準備をすればよいのでしょうか？

2 手術日まで安静にするな

がんに安静はむしろ弊害

皆さんは「病気のときは安静が必要」と考えているかもしれません。がんという重篤な病気にかかったのだから、「よく安静にして、体をいたわらないといけない」と思っていませんか。

実際に、がんと診断されたとたん、治療に専念するという理由で仕事を休み、昼頃まで寝ていたり、病院の受診日以外は家でゴロゴロと過ごしたりする人がけっこういるのです。なかには、仕事を辞めてしまう人もいます。

また、がんの告知でショックを受け、人に会いたくないからと、家の中に引きこもる患者さんも多いようです。

しかし、風邪などの感染症や、発熱を伴う消耗性の病気と違って、がんに安静は必要ないばかりか、むしろ弊害となります。

そもそも、**がんは普段あまり運動をしない人に多く発症する病気**です。

がんの原因の1つとして、運動や食事、睡眠時間などのライフスタイルが関係しているといわれています。定期的な運動をしない、活動性の低い人はがんになりやすいことがわかっているのです。

また、活動性が低下すると、体力（筋力）が落ちるだけでなく、がんのことを思い悩む時間が増えることにもつながり、精神的にもよくありません。

活動的で規則正しい生活は、がん治療の基本となります。早寝早起きを心がけ、外に出て積極的に体を動かす生活を心がけましょう。

がんの治療に伴う症状によっては、これまでどおりの生活ができなくなることもありますが、できる限り仕事も家事も続けてください。買い物にも出かけてください。

家族や周囲の人も、これまで患者さんがやっていた仕事や家事（食器洗いやゴミ出しなど、なんでもかまいません）を取り上げないようにしましょう。

気を利かせてやってあげることが、むしろ患者さんにとっては害となるのです。

とにかく、**がんの手術前は〝引きこもらないこと〟**が重要です。

がんの告知後、ライフスタイルを改善できるかどうか、それが手術の成否だけでなく、予後やがんの進行自体に密接にかかわります。

がんの告知を受けたら（そして手術を選択したら、なおさら）、なるべく早くライフスタイルを変えましょう。

それが、手術を成功させ、完治への道を切り開く近道なのです。

術後の回復を早める「プレハビリテーション」

引きこもると、外出や運動をしないだけでなく、そもそも体を動かす機会が激減します。しかし、これでは手術を乗り切る持久力（心肺機能）・筋力・免疫力が保てません。

実は術前こそ、運動をして体力の維持・向上に努めることが重要なのです。

この手術前のリハビリテーション（プレハビリテーションといいます）は、もともと整形外科で用いられてきた方法です。

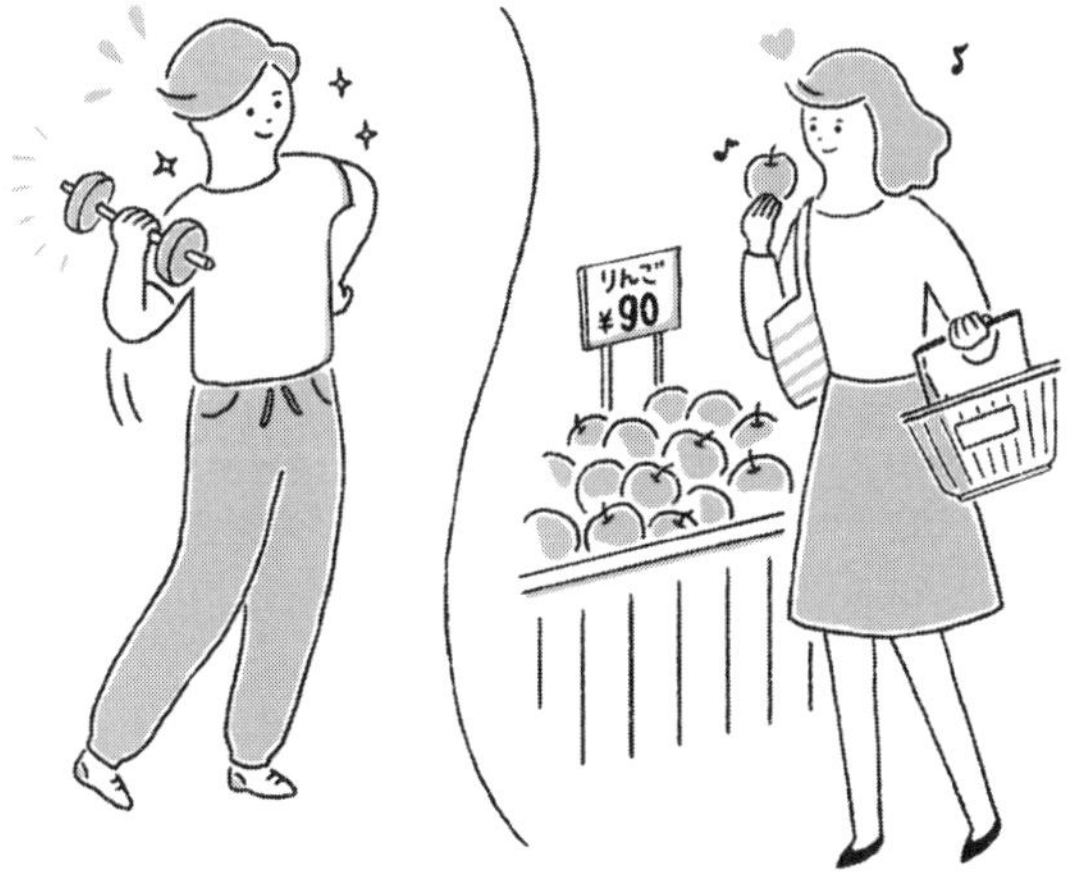

がんの手術前こそ運動が必要

整形外科領域の疾患《しっかん》で、手術前に運動を行うと、手術をした部位の術後の回復が速やかになることがわかっていました。

近年、この考え方ががん医療にも応用されるようになってきました。**術後の合併症を減らし、身体機能の状態をよりよく保つために、プレハビリテーションが推奨**されるようになったのです。

海外では広く浸透しているプレハビリテーションですが、日本ではまだじゅうぶんに定着していません。そのため、未だに「安静第一」と考える患者さんが少なくないのです。

手術は、強いショック状態を体にもたらします。そのショック状態が術後、3日から1週間くらい続きます。

この間は、炎症によって筋肉が分解され、かつ食事がとれないので、アルブミンなどのタンパク質が失われていきます。

これらのタンパク質（アミノ酸）を失うことが、体の代謝機能を低下させます。また、自律神経《じりつしんけい》（意志とは無関係に内臓や血管を調整している神経）の働きが乱れてホルモンバランスが悪くなり、免疫力が落ちます。

プレハビリテーションをせずに筋肉が少ない状態で手術を受けると、もともとアルブミンが低下した状態だったものが、手術でさらに下がることになります。

その結果、**ちょっとしたことで感染症を起こして肺炎になったり、合併症を起こしたりする**のです。

本来は、告知を受けたらすぐプレハビリテーションを始めたいところです。ショックもあってすぐには難しいかもしれませんが、1日でも早く始めると理想的でしょう。

＞＞ 手術前からスクワットを始めよう

運動の種類としては、**有酸素運動とレジスタンス運動（いわゆる筋力トレーニング）**

の両方が必要です。

有酸素運動では、ウォーキング、ランニング、サイクリング（エアロバイク）、スイミング、水中エアロビクスなどから、無理なく楽しく続けられるものを選びましょう。最初は1日10分程度でもかまいません。2日目、3日目と徐々に時間を長くしていき、最終的には**1日20〜25分を目標に**します。

途中で息切れがしたり、きつい場合は無理をせずにしばらく休憩してください。有酸素運動はできれば毎日やりましょう。

一方のレジスタンス運動とは、筋肉に負荷をかける運動のことで、いわゆる「筋力トレーニング」です。

スポーツジムでトレーナーの指導のもと、マシンを使って行うのがベストですが、以下に紹介するレジスタンス運動であれば、自宅や散歩中の公園などでもできます。

・ダンベル運動

軽めのダンベル（2kg程度）を手に持って、反動を使わずに10〜20回程度、左右に開閉したり、上げ下げしたりしましょう。ダンベルの代わりに水を入れたペットボトルを使ってもいいでしょう。

・屈伸運動（スクワット）

足を軽く肩幅程度に開いて、呼吸を止めずにゆっくりとしゃがんだり、立ったりする動作をくり返します。ひざを深く曲げると負荷が大きくかかるため、慣れないうちは浅く曲げるところから始めましょう。10～20回が目安です。

・もも上げ運動

足を肩幅に開いて立ち、片方の足ずつゆっくりと太ももを上げ下げします。太ももを上げるときに息を吐きましょう。左右とも10～20回が目安です。また、イスに座ったまま、足を浮かせてキープする方法でも行うことができます。

・壁腕立て伏せ

床に手をついて行う通常の腕立て伏せでもよいのですが、きついと感じる人には壁腕立て伏せをお勧めします。壁や（しっかりと固定されて動かない）ベンチの背もたれなどに手をついて、ゆっくりと腕立て伏せを行います。最低20回を目標にしましょう。

レジスタンス運動の注意点として、きついと感じた場合には回数を減らしましょう。

手術前に行う「プレ・リハビリ」

有酸素運動

ウオーキング、ランニング、
サイクリング、スイミングなど。
最初は1日10分から徐々に時間を長くし、
1日20〜25分を目標にする

レジスタンス運動（筋力トレーニング）

ダンベル運動、スクワット、
もも上げ運動、壁腕立て伏せなど。
1日合計15〜20分を、週に2〜3回行う呼吸は途中で止めず、使っている筋肉を意識しながら行うと効果的です。

レジスタンス運動は1日に**合計15～20分間を週に2～3回**、有酸素運動と組み合わせて行いましょう。

がんの告知後はできるだけ早めに、運動を始めることをお勧めします。スポーツジムに通うのも1つの方法です。

「手術まであと3日しかない」という人も、今日から始めてください。

1日でもいいのです。まったくやらないよりもずっといい。そう考えましょう。

本書を脇に置き、スクワットやダンベル運動をしてから、続きをお読みください。

3 タンパク質を意識的に摂取する

術前の玄米菜食やゲルソン療法はNG

手術前に、運動と並んで重要なのが「食事」です。

がんの食事療法には、さまざまなものが報告されています。代表的なものには、肉をいっさい食べない玄米菜食《げんまいさいしょく》や、野菜ジュースを大量に飲むゲルソン療法などがあります。

しかし、**がんの手術を控えた時期には、これらの極端な食事療法はお勧めできません。**一方で、ごはん（主食）だけを食べていればよい、というものでもありません。

がんの患者さんの多くは、栄養障害や慢性炎症など、さまざまな原因によってタンパク質の消費・分解が進んでいます。

そのため、タンパク質が不足し、筋肉が減少する傾向があり、なにも対策を講じないでいると、刻々、筋力・筋量ともに低下していきます。

この状態は「サルコペニア」といって、術後合併症の増加や死亡率の上昇に直結します（詳細は151ページ参照）。

つまり**術前には、タンパク質をしっかりとることに重点を置いた食事**を心がけるのがよいのです。

一般的に、アスリートや運動習慣のある人は、体重1kgあたり1・2〜2・0gのタンパク質が必要といわれています。

そのためには、必須《ひっす》アミノ酸をバランスよく含んでいる食品を選ぶ必要があります。必須アミノ酸とは、体内で合成できない9種類のアミノ酸（イソロイシン、ロイシン、リジン、メチオニン、フェニルアラニン、スレオニン、トリプトファン、バリン、ヒスチジン）のことです。

食品中の必須アミノ酸の含有比率を数値化したものがアミノ酸スコアで、この値が高いほど良質のタンパク質といえます。

手術前の食事のポイント

アミノ酸スコアが100の食品をとる

- 肉(牛サーロイン、豚ロース、鶏ムネ肉、鶏レバー)
- 卵(鶏卵)
- 牛乳
- ヨーグルト
- 魚類(アジ、イワシ、カツオ、サケ、ブリなど)
- 大豆食品(豆腐、納豆、豆乳)など

↓

1日のタンパク質の摂取量が
体重1kgあたり1.2g(体重50kgの人は60g)
以上になるようにする

**タンパク質重視の食事が
術後の合併症を防ぐ**

アミノ酸スコアが100の食品には、**肉（牛サーロイン、豚ロース、鶏ムネ肉、鶏レバー）、卵（鶏卵）、牛乳、ヨーグルト、魚類（アジ、イワシ、カツオ、サケ、ブリなど）、大豆食品（豆腐、納豆、豆乳）**などがあります。

手術を控えたがんの患者さんは、**1日のタンパク質の摂取量が体重1kgあたり1・2g（体重50kgの人は60g）以上となるように**献立を工夫しましょう。

大まかにいえば、肉（牛、豚、鶏肉）と魚のタンパク質の量は100gあたり20〜25gです。

つまり、肉または魚を200g（タンパク質40〜50g）食べて、卵（1個でタンパク質6g程度）を1〜2個追加すれば、1日に必要なタンパク質がとれます。

特に卵には、筋肉をつくるために必要なアミノ酸であるロイシンに加え、ビタミンやミネラルも豊富に含まれています。1日に2〜3個とってもいいでしょう（ちなみに、卵を食べすぎるとコレステロール値が上がるという心配はいりません）。

食欲がなくてもタンパク質がとれるレシピ

がんの患者さんは、いろいろな症状や治療の副作用などで、食欲がないことも多い

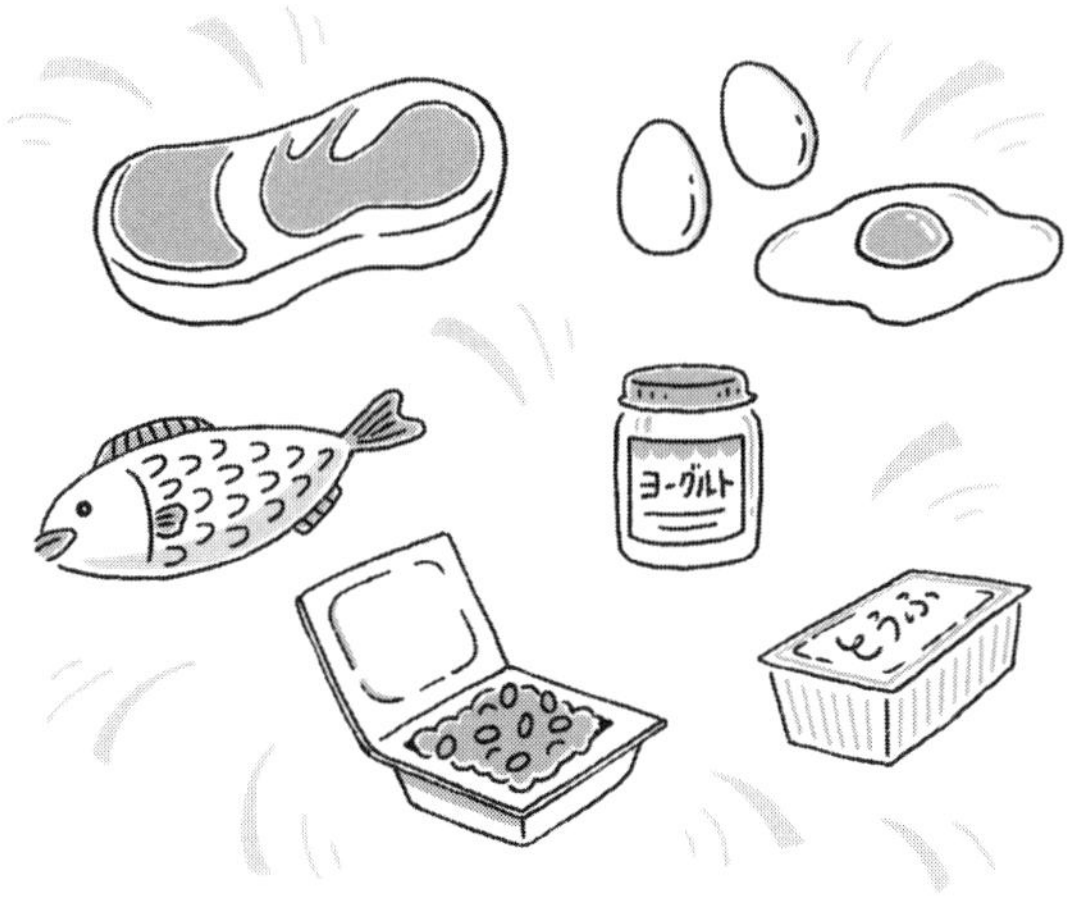

良質のたんぱく質を効率よく摂取しよう

と思います。特に、抗がん剤治療中は、ほとんどの人が食欲不振に陥るため、食事のメニューに困ります。

このような場合、おかゆやめん類（うどん、そうめん）だけしか食べられないという人が多いのですが、これではタンパク質が足りなくなります。

そこで、食欲のないときでも比較的食べやすく、しかも良質のタンパク質が効率よくとれる食べ物も紹介しましょう。

・ヨーグルト

タンパク質と同時に、乳酸菌など善玉菌も摂取できて腸内環境が整うため、一石二鳥です。食欲のないときは、プレーンヨーグルトにオリゴ糖などをかけてシンプルに食べるのがよいでしょう。

・茶碗蒸し

卵を使った料理の中でも、茶碗蒸しは食欲のないときにも食べやすいでしょう。うどんや小さく切った鶏肉など好きな具を入れてください。

・冷奴（あるいは湯豆腐）

豆腐はタンパク質が豊富であっさりしているので、食欲がなくても食べやすいと思います。シンプルに冷奴や湯豆腐で食べるとよいでしょう。かつお節（アミノ酸スコア100）を薬味にすると、より効果的です。

・牛乳（豆乳）ゼリー

食欲のないときでも、ゼリーなら食べられるという人は多いでしょう。牛乳ゼリー（あるいは豆乳ゼリー）を作り置きして、冷蔵庫に準備しておくと便利です。

・鶏のつみれ汁

鶏肉を焼いたり煮たりして食べられればよいのですが、食欲のないときには、つみれ汁にすると食べられることがあります。鶏肉の代わりにイワシ（アミノ酸スコア100）のつみれ汁でもいいでしょう。ショウガを使って魚のくさみを取り、あっさりといただきましょう。

食事だけではじゅうぶんなタンパク質がとれない場合は、**乳清タンパク質（ホエイプロテイン）で補いましょう。**体を鍛えている人やボディービルダーがとる、あの「プロテイン」です。

パウダー状のものを牛乳や豆乳、水などに溶かして飲みます。

例えば、体重50kgの人で、食事からのタンパク質の摂取量が40g程度の場合は、残りの20gをホエイプロテインで補うとよいでしょう。

最近では、さまざまな味のホエイプロテインが販売されていますので、口に合うものを選んでください。

食事があまりとれない患者さんは主治医に相談し、高タンパク質の経腸栄養剤（エンシュア®・Hなど）を処方してもらうのもいいでしょう。

また、抗炎症作用があるオメガ3脂肪酸（EPA）配合の栄養補助食品（プロシュア）や免疫調整栄養剤（インパクト）などが市販されていますので、それらを利用する方法もあります。

プロバイオティクスで腸内環境を整える

人間の腸には、無数の腸内細菌が生息しています。

腸内細菌は大きく分けて、善玉菌、悪玉菌、そして日和見菌《ひよりみきん》に分類されます。腸の中ではこれらの細菌が勢力争いをしており、そのことを腸内環境または腸内フローラのバランスといいます。

多くの研究により、この腸内環境は食べ物の消化・吸収だけでなく、免疫力やさまざまな病気に深く関係していることがわかっています。

つまり、腸内環境が乱れると、細菌やウイルスに対する抵抗力が低下し、感染を起こしやすくなるのです。

その点で最近、注目を集めているものが、プロバイオティクスです。

プロバイオティクスとは、**乳酸菌やビフィズス菌など、腸内フローラのバランスを改善し、人体に有益な作用をもたらす微生物**のことです。

プロバイオティクスによって腸内環境を善玉菌中心の理想的な状態にすることで、免疫力が高まり、さまざまな病気の予防や治療に役立つとされています。

例えば、特定の乳酸菌を摂取することがインフルエンザの感染予防に役立つ、という研究報告があります。

このプロバイオティクスは、がんの手術を控えた患者さんにも必要です。

手術における最も一般的な合併症は細菌などによる感染症ですが、プロバイオティクスによって感染に対する抵抗力を高めることで、そうした合併症を減らす効果が期待できるのです。

実際に、がんの手術を控えた患者を対象に、乳酸菌、ビフィズス菌などのプロバイオティクスを術前から摂取する効果を調べた臨床試験がいくつか行われていますが、肺炎や手術創部の感染症など、術後合併症の発生率がおおよそ50％も減少したというデータがあります。

プロバイオティクスは**ヨーグルト、納豆、チーズ、キムチ、漬け物、味噌、酢、醤油、塩麹《しおこうじ》などの発酵食品**に含まれていますので、これらの食品を術前にしっかりとりましょう。

個人的には、乳酸菌と酵母によって複合発酵させる**「ケフィアヨーグルト」**がお勧めです。

ヨーグルトや納豆が苦手な人には、**乳酸菌飲料（ヤクルトなど）や乳酸菌と麹のサプリメント**などもあります。

また、善玉菌を増やす作用のある、オリゴ糖や食物繊維（プレバイオティクスといいます）を同時にとることをお勧めします。例えば、プレーンヨーグルトにオリゴ糖をかけて食べるとよいでしょう。

プロバイオティクスは便から排出されますので、毎日とる必要があります。少なくとも手術の1週間前から、プロバイオティクスとプレバイオティクスを積極的にとりましょう。

4 体をしっかりとデータ管理する

》栄養状態の指標「PNI」とは？

がんの患者さんの多くは、さまざまな原因によって栄養状態が悪化します。

例えば、消化器（胃や腸）のがんであれば、食事がじゅうぶんにとれないことがありますし、消化・吸収の障害が起こることもあります。

がんによって引き起こされる「悪液質（カヘキシア）」という状態に陥ると、たとえしっかり食べていても、徐々に栄養失調が悪化していきます。

このような術前の栄養障害は、術後の合併症のリスクを高め、ひいてはがんによる死亡率の増加へとつながります。

そこで、まずは自分の栄養状態を評価することが重要です。

栄養状態を評価する指標にはさまざまなものがありますが、その中でも栄養状態とよく相関し、多くの研究に使われているのが、**「PNI」と呼ばれる予後栄養指数(Prognostic Nutritional Index)**です。

PNI=(10×Alb)+(0・005×TLC)

の式で比較的、簡単に計算できます。

ちなみに、Albは血清アルブミン値(g/dL)で、TLCは総リンパ球数(/μL)です。総リンパ球数は、白血球《はっけっきゅう》数×リンパ球の割合で計算できます。

例えば、血清アルブミン値が4・2g/dLで、白血球数が8000/μL(リンパ球30%)の場合、総リンパ球数は8000×0・3=2400となりますので、PNI=(10×4・2)+(0・005×2400)=54となります。

ほとんどの病院では、術前にこれらの血液検査を行いますので、血清アルブミン値と白血球数(及び白血球分画=白血球の各種割合を百分率で示したもの)が記載された検査結果を、主治医からコピーしてもらうといいでしょう。

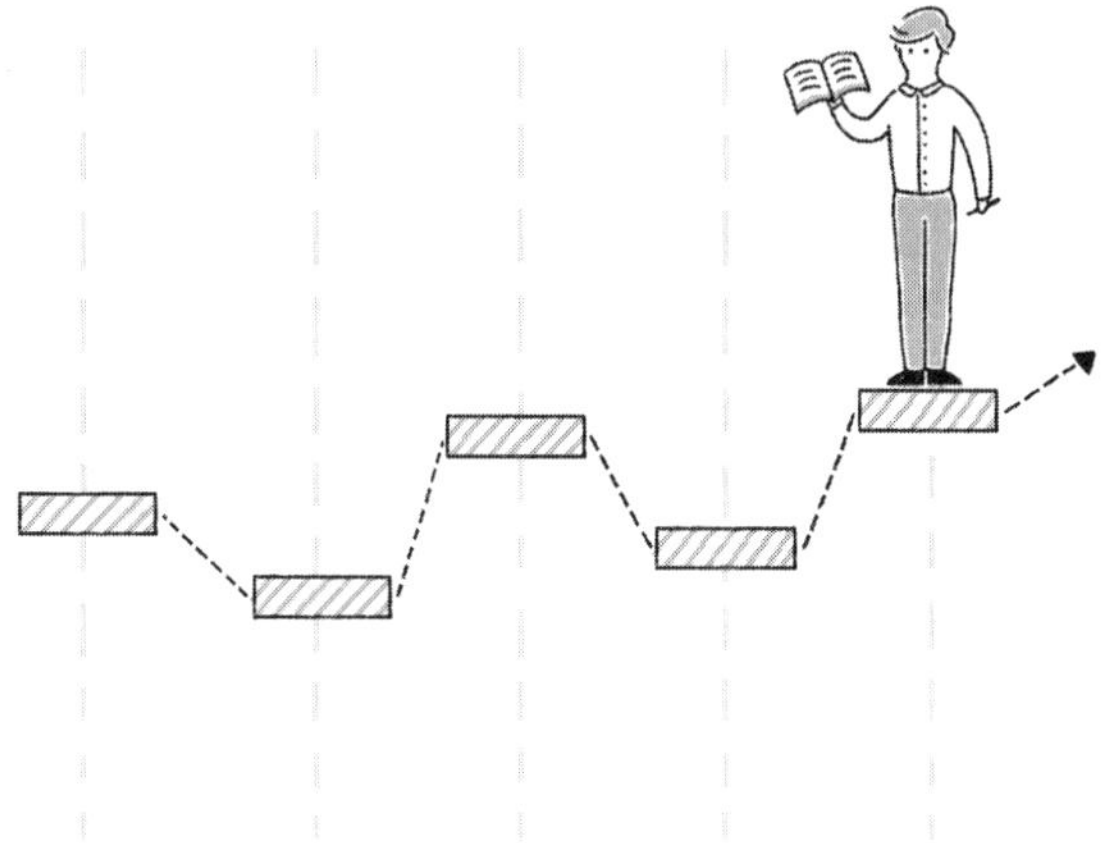

PNIの値で自分の栄養状態をチェック

PNIは、栄養状態と免疫力を同時に評価できるすぐれた指標です。**数値が高いほど栄養（免疫）状態がよく、低いほど悪い**ということになります。

一般的に、正常値（栄養障害のない患者さん）は50〜60です。PNIが45以下であれば、栄養状態があまりよくないと考えられます。

PNIが40以下では栄養状態が非常に悪いと判断され、「消化管の切除・吻合《ふんごう》手術は危険なのでしてはいけない」とされています。

PNIは体重や体格指数（BMI：ボディマスインデックス）とは関係なく、太っているからといってＰＮＩが高いわけではありません。

胃がんや大腸がんの患者を対象にした研究で、術前のＰＮＩが低い場合は、術後の合併症のリスクが増加し、入院期間が延びて、生存期間も短くなるという結果が出ています。

ＰＮＩの値が低い人ほど予後が悪くなる

私たちのグループの研究では、膵頭十二指腸切除術《すいとうじゅうにしちょうせつじょじゅつ》（8ページ参照）を受けた患者さん87名に協力していただき、術前のＢＭＩ／ＰＮＩ比が高いと、膵液瘻《すいえきろう》（膵液が漏れる症状）という厄介な合併症のリスクが高くなることがわかっています。

つまり、**内臓脂肪が多くて太っている（ＢＭＩが高い）のに、筋肉が少なくて栄養状態が悪い（ＰＮＩが低い）人が、最も術後の合併症が起こりやすい**のです。

このほかにも、喉頭《こうとう》がん、肝細胞がん、膵臓がん、腎細胞がんなどのさまざまながんで、手術前のＰＮＩが低いと予後が悪くなる関係が示されています。

このように、手術及びがんの治療がうまくいくかどうかは、術前の栄養状態で決まるといっても過言ではありません。自分の栄養状態をしっかり把握し、対策を立てることが必要です。

Ｊさん（女性・70代）は、進行した膵臓がんで、手術前に抗がん剤治療をしていました。検査で絶食が続いたことや、抗がん剤の副作用などで栄養状態が悪化し、ＰＮＩは41まで低下。

そこで、食事やホエイプロテインなどでタンパク質の摂取を増やしたところ、１カ月後の手術直前にはＰＮＩは49まで回復し、手術に臨むことができました。

Ｊさんは無事に回復し、合併症なく元気に退院されました。その後も再発のサインはなく、現在も元気に外来に通っています。

持病の対策・コントロールも忘れずに

生活習慣病などの持病がある人は、栄養状態を把握するだけでなく、手術に合わせて持病への対応策をしっかり取っておく必要があります。

なぜなら、持病がうまくコントロールできていない状態や、悪化した状態で手術を受けると、麻酔や手術の合併症が増加し、さらにはがんによる死亡率まで高くなるデータがあるからです。

例えば、切除手術を受けた膵臓がんの患者さんのうち、**術前に糖尿病のコントロールが悪い人（つまり血糖値が非常に高い人）では、がんによる死亡率がおよそ2・5倍も高い**というデータがあります。

糖尿病をはじめ、高血圧、心臓病（狭心症や不整脈など）、ぜんそくなどの持病がある人は、手術の前にしっかりと治療を受け、できるだけ病気が落ち着いた状態で手術に臨む必要があります。

まずは、持病の治療を受けている病院（かかりつけ医）に相談しましょう。

そして、がんの手術を受ける病院側とも、あなたの持病の情報を共有する必要があります。必ずこれまでの経過（病歴）について、**かかりつけ医から診療情報提供書（紹介状）をもらい、手術を受ける病院に持参**しましょう。

また、現在飲んでいる薬についても、手術を受ける病院に伝える必要があります。なかでも**要注意なのは、抗血小板薬や抗凝固薬（血液をサラサラにする薬）**を飲んでいる患者さんです。

これらの薬は、手術を受ける前に一定期間、中止（または他の薬に変更）する必要があります。飲み続けたまま手術を受けると、出血が止まりにくくなる可能性もあり大変危険です。

自分の飲んでいる薬の種類がわからない場合は、病院に「おくすり手帳」を持参しましょう。

5 忘れてはいけない口腔ケア

口腔内の細菌が術後の合併症を招く

一見、口の中と術後の合併症とは、なんの関係もなさそうに思われるでしょう。しかし、そうではありません。

実は口腔内《こうくうない》の細菌（特に歯周病菌）の増殖《ぞうしょく》が、術後の合併症（特に肺炎や傷の化膿《かのう》などの感染性合併症）の原因となることがわかっています。

実際に、術前から口腔ケアを行うことにより、食道がんの手術後に起こる肺炎が減少するというデータがあります。

そこで、術前から専門的な口腔ケアを行い、口の中の細菌をコントロールしておくと、術後の合併症のリスクを減らすことができるのです。

最近では、積極的に術前の口腔ケアを取り入れている病院もあります。
もし手術を受ける病院で、歯科（あるいは口腔外科）受診や術前口腔ケアの説明や指導がなかった場合は、**自分でかかりつけの歯科へ行き、歯周病や虫歯のチェック・治療及び、専門的な口腔内清掃を受けてください。**

手術前に、ぐらついている歯をチェックして治療することは、全身麻酔時の気管挿管（呼吸補助のチューブを気管に入れること）による歯の破損や誤飲の予防になるというメリットもあります。

併せて、**毎日の口腔ケア（清掃方法）の指導を受けましょう。**

術前にはしっかりと口腔ケアをして、歯周病菌を減らしてから手術に臨むことが重要です。

また、**たばこを吸っている人は、手術が決まったらすぐに禁煙**しましょう。

たばこはニコチンなどの発がん物質をはじめ、多くの有害物質を含んでいます。これらの有害物質は、体の免疫機能にも悪影響を及ぼします。

実際に、喫煙はがんの死亡率を増加させることがわかっています。

例えば、1037人の膵臓がんの患者を対象とした研究で、喫煙者は非喫煙者に比べて死亡率が37％上昇していたというデータがあります。

さらにヘビースモーカー（血中ニコチン濃度による分類）では、非喫煙者と比べて死亡率が76％も上昇していました。

それだけではなく、喫煙は術後の肺炎などの重大な合併症のリスクにもなります。

胃がんの患者を対象とした研究では、**たばこを吸う人は吸わない人に比べ、肺炎などの術後合併症が2倍以上に増える**というデータが出ています。

2週間の禁煙でも合併症は減らせる

先の研究では禁煙の効果についても調べており、**少なくとも2週間の禁煙をすることで合併症を減らすことができる**と報告されています。

禁煙するための方法としては、

1．勇気を出して禁煙外来へ通う
2．家族や周囲の人に禁煙することを宣言して自力でやめる
3．禁煙ガム（ニコレット）を使って徐々にやめる

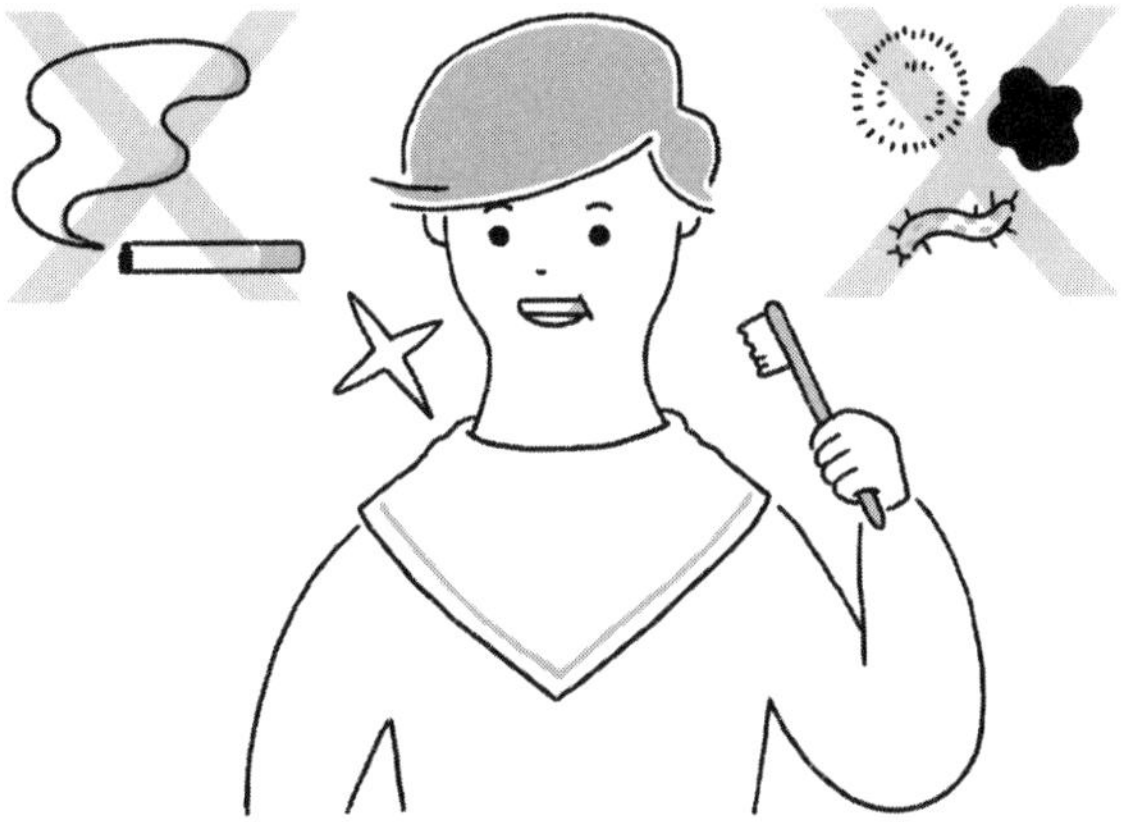

口腔ケアと禁煙を済ませて手術に臨もう

4.近所の禁煙サークルに所属する

などがあります。

Eさん（男性・70代）は胆管《たんかん》がんの手術予定で、私の外来に来られました。

長年たばこを吸っていたとのことで、普段から痰《たん》が多く、呼吸の検査では肺活量もずいぶん減っていました。

そこで、Eさんにはまず禁煙をしたうえで呼吸器内科を受診してもらい、手術までの2週間に飲み薬と吸入薬で治療を行うことになりました。

その甲斐《かい》あって、Eさんは手術直前には呼吸の状態がずいぶん改善し、懸念されていた手術後の肺炎などの合併症をまったく起こさずに済み、無事に退院することができたのです。

すでに禁煙した人でも、ＣＯＰＤ（慢性《まんせい》閉塞性《へいそくせい》肺疾患《はいしっかん》）と呼ばれる肺の慢性的な障害により呼吸機能が低下している患者さんでは、術前の呼吸訓練が必要です。

ＣＯＰＤといわれた人や、長年喫煙を続けていた人は、自分の肺の機能について主治医に確認し、呼吸訓練が必要かどうかを積極的に相談しましょう。

呼吸訓練のための器機（スーフル、トライボールなど）はインターネットでも購入できます。高齢の患者さんの場合、特に肺に病気がなくても肺機能が低下しているケースが少なくありません。

ひとたび術後の肺炎を起こすと、命にかかわることもあります。

術前から自分で呼吸訓練を行い、肺炎などの合併症を予防しましょう。

6 がん治療の大敵「サルコペニア」に注意

≫ 死亡率が2〜3倍に高まる

近年、がん治療にも影響を及ぼす症状の1つとして、サルコペニアが注目されています。

サルコペニアとは、ギリシア語で「肉・筋肉」を意味するサルコ（sarco）と「減少・消失」を意味するペニア（penia）をつなげた造語です。つまり、**「筋肉量や筋力の病的な低下」**のことです。

サルコペニアには、加齢に伴って生じるもの（一次性サルコペニア）と、がんなどの病気が原因で生じるもの（二次性サルコペニア）があります。

ただし、サルコペニアの診断基準は研究によって異なり、統一されたものはありません。

最も一般的なヨーロッパの研究グループによる診断基準によると、サルコペニアは「筋肉量の低下に加えて、筋力の低下または身体能力の低下のいずれかを認める状態」と定義されています。

報告によってまちまちですが、がんの患者さんの20～50％にサルコペニアが認められています。特に、消化器系のがん（食道がん、胃がん、肝臓がん、膵臓がん、大腸がんなど）に多いのです。

サルコペニア（あるいは肥満を伴うサルコペニア）がある患者さんは、術後の合併症のリスクが高くなり、また死亡率が上昇するといわれています。

胃の切除手術を受けた胃がんの患者を対象にした研究によると、サルコペニアがある患者では、重症の術後合併症が発生するリスクが、サルコペニアのない患者よりも3倍も高く、また死亡率も1・6倍以上高かったのです。

胃以外のがんに関しても、サルコペニアによる死亡率の上昇が認められています。肝臓がんで3・2倍、膵臓がんで1・6倍、大腸がんで1・9倍、大腸がんの肝転

サルコペニアによる死亡リスク

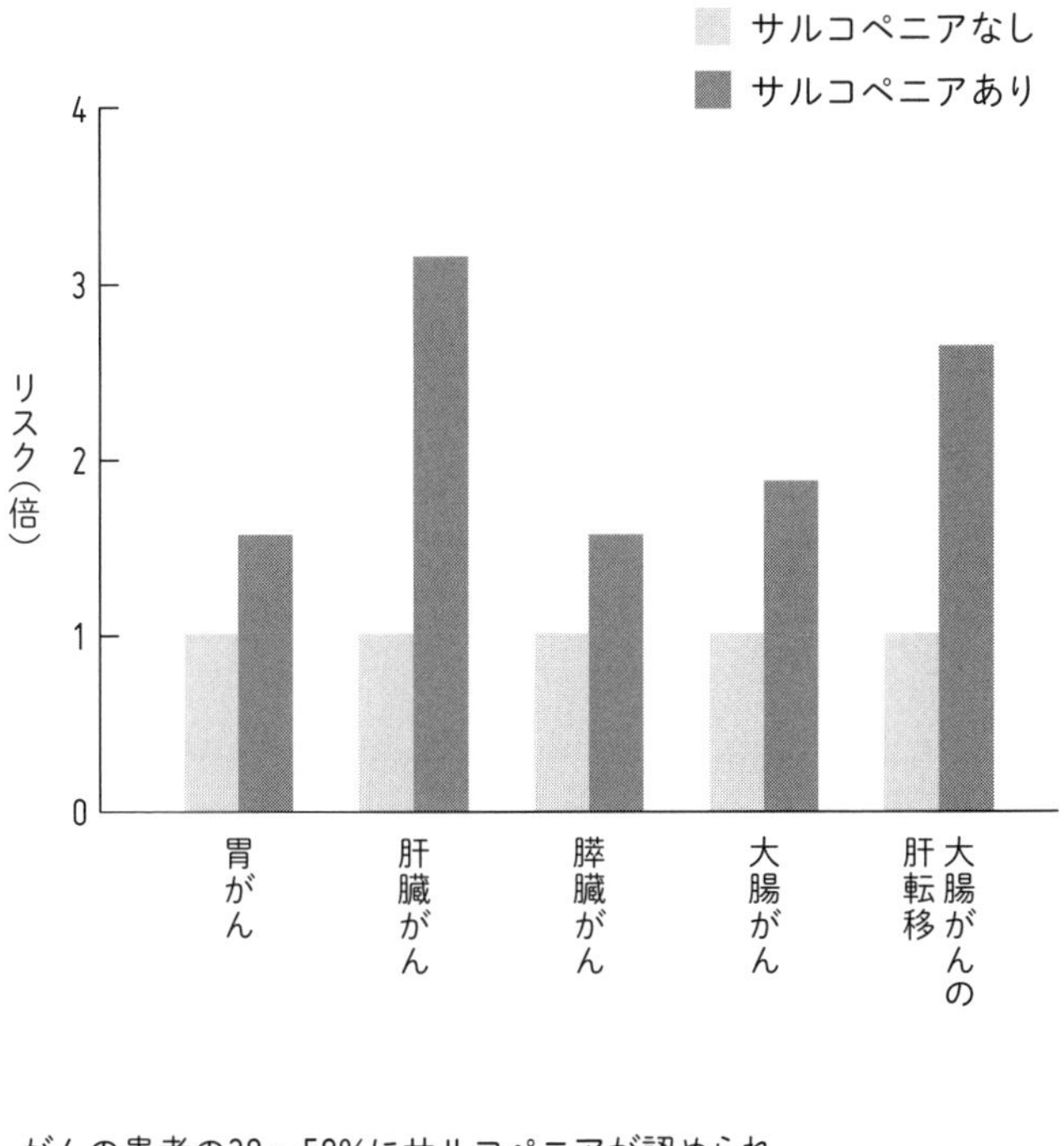

がんの患者の20〜50%にサルコペニアが認められ、
サルコペニアのある患者には死亡率の上昇が認められる。
※サルコペニアなしを1とした場合のデータ

移で2・7倍というデータがあります。

つまり、それほどサルコペニアが、がんの患者さんの生死と密接な関係を持っているということです。

サルコペニアが疑われるサインとは？

正確な筋肉量の測定には、病院での画像検査が必要となります。

市販されている体《たい》組《そ》成計《せいけい》でも、筋肉量（骨格筋率）を測ることができます。また、スポーツジムにはたいてい体組成計が設置されていますから、それで測定するのもよいでしょう。

筋力や身体能力は、自分で評価することが可能です。

まず、筋力の評価は握力で行います。**握力が男性では26kg未満、女性では18kg未満**の場合に、筋力低下があると診断されます。

そして、身体能力の評価は歩行速度で行います。歩く速度が秒速0・8m以下である場合（普通の速度で10mの距離を歩くのに12・5秒以上かかる場合）、身体能力が低下していると判断します。

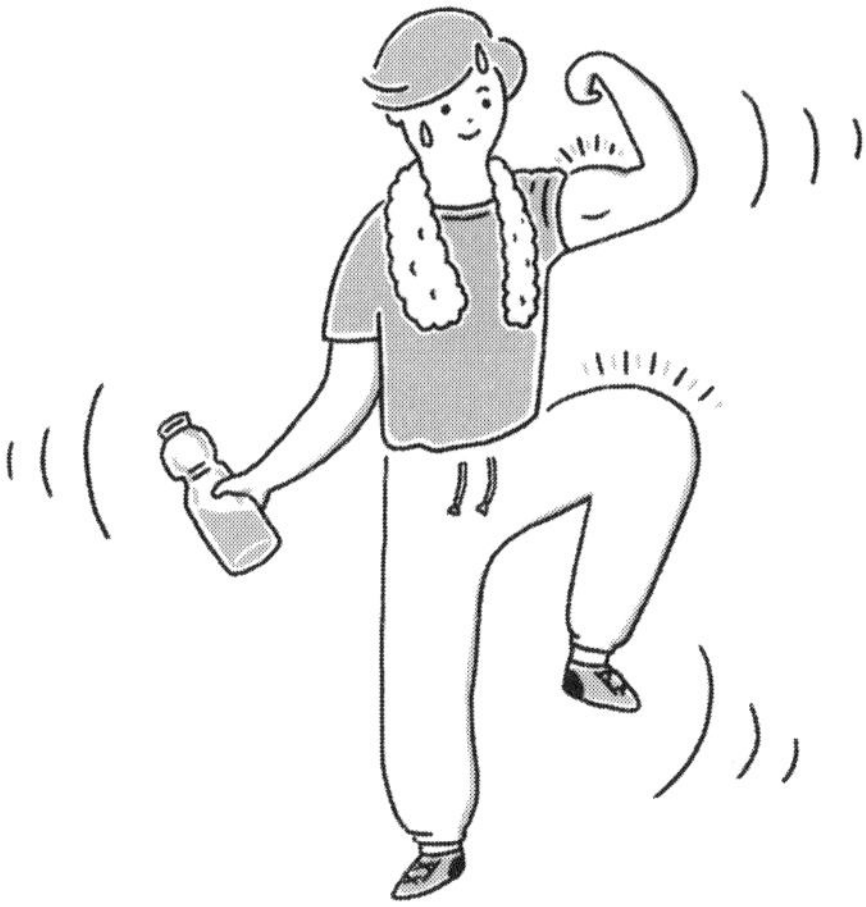

筋力を強化して術後の合併症を防ごう

「ペットボトルのふたが開けにくい」
「歩くのが遅くなり、信号が青の間に横断歩道を渡れなくなってきた」

といったことを感じているがんの患者さんは、体からの危険信号が出ていると考えてください。

私も外来で患者さんの診察をするとき、必ず足の筋肉（太ももやふくらはぎの筋肉）を触らせていただきます。

統計は取っていませんが、経験的に、**太ももに筋肉がしっかりとついている患者さんは手術後の合併症が少なく、早く退院される**ことが多いのです。

手術後も筋肉が保たれている患者さんは、がんの再発も少ない印象があります。

このように、サルコペニアは術後の合併症のリスクを増加させ、ひいては生存率を低下させる恐ろしい病態です。

普段からサルコペニアを予防することはもちろん重要ですが、特に手術を控えたがんの患者さんには、なんらかの対策が必要と考えられます。

サルコペニアを防ぎ改善する方法

これまでの研究により、サルコペニアの予防・改善には、以下の方法が有効であるとされています。

・タンパク質や必須アミノ酸（特にロイシン）の補充
・エイコサペンタエン酸（EPA）やドコサヘキサエン酸（DHA）などのオメガ3脂肪酸の摂取
・筋肉に負荷をかける運動（レジスタンス運動＝いわゆる筋トレ）

タンパク質や運動の重要性については、これまでご紹介してきたとおりです。オメガ3脂肪酸については第3章で紹介します。

近年の日本の研究報告によると、術前の運動と栄養療法が、がんに伴うサルコペニアを改善するのに有効とされています。

この研究では、サルコペニアが認められる胃がんの高齢患者に、術前から運動療法（握力トレーニング、ウオーキング、筋トレ）と栄養サポート（必要エネルギー＋タンパク質摂取のアドバイス＋サプリメント）を約2週間行いました。

その結果、**一部の患者（22人中4人）ではサルコペニアが改善し、また結果的に全員に重大な術後の合併症は見られませんでした。**

このようなプレ・リハビリの重要性は今後ますます認識されて、多くの病院で取り入れられることになるでしょう。

サルコペニアの可能性があると思われる患者さんは、タンパク質を中心とした食事と運動（特に筋トレ）をぜひ試してください。

7 完治の具体的なイメージを描く

がんが根治した未来の自分を思い浮かべる

手術に対する不安や心配を減らし、がんの治療に対して前向きな気持ちを抱き続けるためには、イメージトレーニングを日々行うのがお勧めです。

手術によってがんが根治した、未来の自分を思い浮かべてください。健康を取り戻した未来のあなたは、なにをしているでしょうか。

・仕事で海外を飛び回っている
・家族と温泉旅行をしている
・全国の美味しいものを食べ歩いている

・孫と遊んでいる
・趣味のガーデニングを楽しんでいる

今までの生活の延長でもいいですし、これまでに実現できなかったことでもかまいません。どんなことでもよいので、**できる限りリアルにイメージするのが重要**です。

このようなイメージトレーニングを朝・夕10分程度、毎日行いましょう。

Iさん（男性・50代）は、膵臓がんの手術目的で私の外来に来られました。

Iさんには毎年楽しみにしていることがありました。それは年1回、沖縄の離島でダイビングをすることです。そこで手術前に、来年の夏にダイビングをしている自分自身をイメージしてもらうようにしました。

そして、Iさんは無事に手術を乗り切り、イメージどおり毎年のダイビングを楽しむことができたのです。

イメージの力が免疫力を押し上げます。治って、自分のやりたかったことを実現しているイメージを明確に思い描くことが、治癒《ちゆ》へとつながります。

「どうせ私は治らない」と決めつけていると、実際に早く亡くなるケースが多いのも事実です。逆に、生きる目標や目的があるうちは、なかなか死なないものです。

ぜひ目標を設定し、そこから逆算して今を乗り切りましょう。

アファメーションの勧め

イメージトレーニングと並んで、アファメーション（自己肯定）も取り入れてみましょう。

アファメーションとは、**肯定的な自己宣言**のことです。つまり、ポジティブな言葉を自分に語りかけ、行動と人生に好ましい変化を起こすテクニックです。

例えば、「仕事で成功したい」「お金持ちになりたい」「有名になりたい」など、いろいろな願望を実現するために用いられています。

非科学的に思われるかもしれませんが、アファメーションによって病気が治った自分のイメージを潜在意識に刷り込むことで、その病気が治癒（または改善）した例が実際に少なくありません。

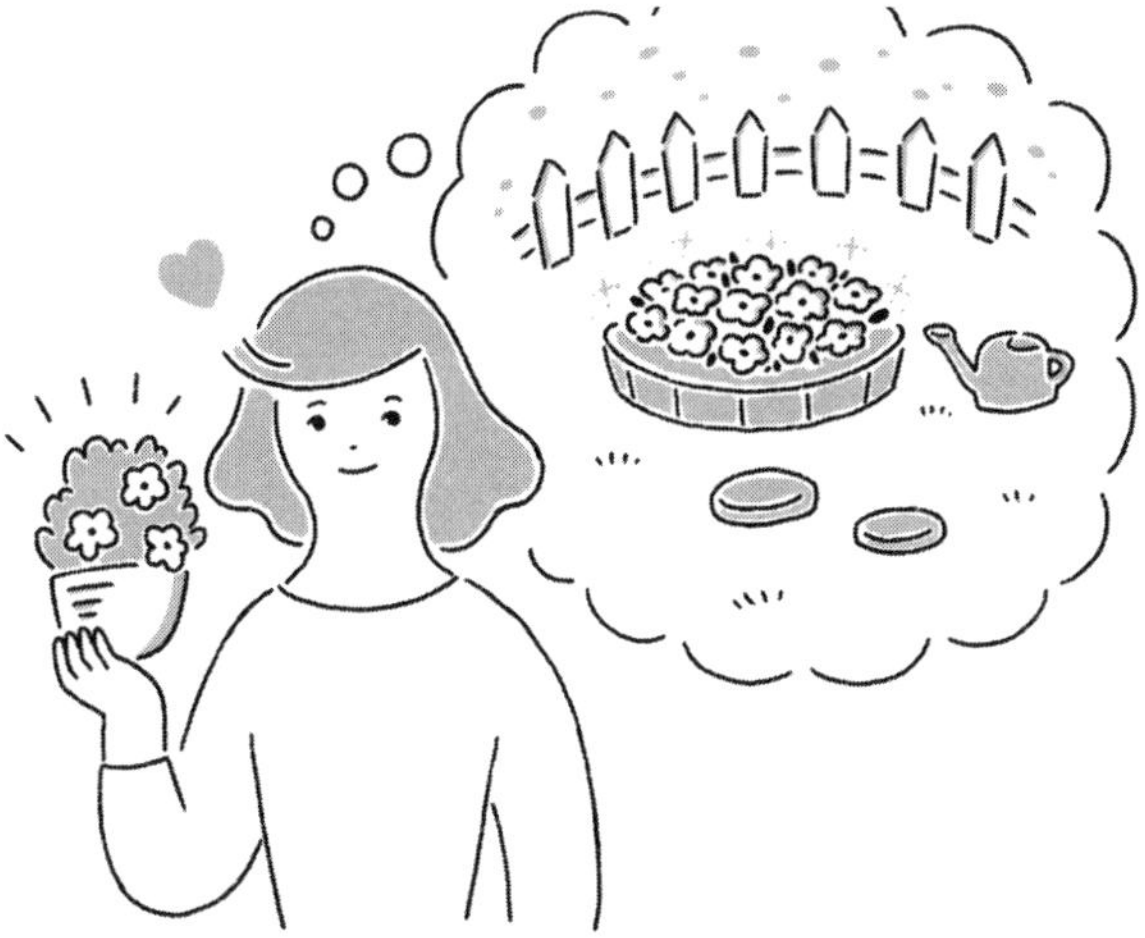

早朝や就寝前のアファメーションが効果的

そこで、がんの患者さん用のアファメーションを作りました。

- 今日も気持ちのいい目覚めだ
- 私はあらゆる面でますますよくなっている
- 今日も笑顔でいよう
- 治療はきっとうまくいく
- 病気（がん）は私の体からどんどん消えつつある
- 生きていることはすばらしい
- 私はなんて幸せなのだろう
- 家族や友人、そして周囲の人たちに感謝します
- 明日はもっといい1日になる

・5年後や10年後はもっと健康で幸せになる

自分なりにアレンジしてもかまいませんので、紙に書き写して壁に貼り、**毎日できれば最低2回は声に出して唱えてください。**特に、早朝と就寝前が暗示を受けやすく効果的のようです。

もちろん、アファメーションががんに効くという証拠はありません。

しかし昔から、自己暗示によって病気が治った症例が数多く存在するという事実があります。

また、科学的に証明されたプラセボ効果（有効成分を含まないニセの薬でも、信じることによって効果が現れる）もあります。

これらを考えると、アファメーションを信じて続けることによって、がんの治療によい影響をもたらす可能性はじゅうぶんにあると私は思います。

がんの患者さんは、告知によって精神的なダメージを受けています。

「なぜ私だけががんにならなければならないのか」など、自己否定のネガティブな感情が渦を巻いています。

そうした感情を少しでも肯定的なものに変えていくためにも、アファメーションが役立ちます。

それに、なによりお金がかかりませんし、時間もほとんどかかりません。ぜひ毎日の生活に取り入れてください。

手術前にやるべき10カ条

最後に、手術前にやるべきことを10カ条にまとめておきましょう。

1. 活動的な生活を続ける
2. 不眠を解消する
3. イメージトレーニング（アファメーション）をする
4. 持病の治療・コントロールをする（かかりつけ医を受診）
5. （喫煙者やCOPDの人は）禁煙・呼吸訓練をする
6. 口腔ケアをする
7. タンパク質を中心とした栄養強化をする

8．プロバイオティクスによって腸内環境を改善する
9．運動（有酸素運動＋筋トレ）をする
10．サルコペニアの疑いがある場合は、タンパク質の補給と運動を増やす

最近では、手術前に抗がん剤治療（術前化学療法）を行うケースも増えてきました。この場合にも、手術までの間に右記の項目をしっかり実践しましょう。

特に、抗がん剤治療による副作用では、体力（主に筋力）が低下する可能性があります。筋力低下の防止に、運動を欠かさないようにしましょう。

なかには、入院したまま手術を迎える人もいるかもしれません。そのような場合は入院中でもできる範囲で、本章で紹介した準備をしてください。

例えば、食事に関しては、病院食にホエイプロテインやヨーグルトなどの乳製品を加えることは可能です。

また、運動に関しても、病室でダンベル運動やスクワット、あるいは階段の登り降りをすることで筋力の強化が可能です。許可を得て、病院の敷地内を散歩することもできるでしょう。

たとえ手術まで限られた期間であっても、できるだけ集中して準備を実践してください。

実際に、「手術前の10カ条」を患者さんに勧めた結果を調べてみました。

膵頭十二指腸切除術という比較的大きな手術の合併症について、私が外来を担当して10カ条を導入する以前の症例と、導入後の症例で比較したものです。

ちなみに、患者さん全員に10カ条をすべて実行してもらったわけではありませんが、できるだけ努力してもらうようにしました。

その結果やはり、よい影響が出ました。

再手術や治療が必要な重症の合併症は、**導入前には17％（59例中10例）であったのに対し、導入後には半分以下の8％（24例中2例）まで減少しました。**

もちろん、術後合併症の発生に影響を及ぼす要因はさまざまです。

そのため断言こそできませんが、10カ条の導入によって、術後の合併症が減少した可能性が高いと私は考えています。

くり返しになりますが、これらの準備はたとえ数日であっても、やれば必ず役に立ちます。

そして、「人事を尽くして天命を待つ」という気持ちで手術に臨みましょう。

第3章

手術後に心がけるべき7つのこと

1

手術翌日から離床を目指せ

術後も安静にしていてはいけない

一昔前までは、手術後しばらくはベッドの上で安静にすること（床上安静《しょうじょうあんせい》）が当たり前でした。

これは、手術後に安静にしていると合併症が減り、傷の治りが早くなると信じられていたためですが、実際にはまったく逆でした。

近年の多くの研究によって、手術後はできるだけ早く座ったり立ったりして、ベッドから離れて（これを「早期離床《そうきりしょう》」といいます）体を動かすことが、肺炎などの合併症を減らし、早期の回復・退院につながることがわかったのです。

私の担当した患者さんでも、手術の翌日から一生懸命に歩こうとしている患者さんのほうが回復は早く、合併症も少ない印象があります。

もちろん、手術の部位や大きさ、全身の状態によっては、しばらくの間はベッド上での安静が必要な場合もあります。

しかし、通常の手術を受けた患者さんでは、**手術後にベッドで寝てばかりいると、むしろ回復が遅れて入院期間も長引く**可能性があるのです。そのため今では、多くの病院では早期離床を目的とした術後管理を行うようになっています。

手術後は医師と看護師の指示に従い、**できるだけ積極的に体を動かしましょう。**

歩行の許可が出ない場合でも、ベッドの上で手足を動かすことが可能であれば、少しでも動かすといいでしょう。

また、歩き始めにはめまいがしたり、足に力が入らなかったりする場合もありますが、休憩しながら何度かトライしているうちに少しずつ慣れてきます。

もちろん、痛みが強すぎて動けないときには、医師や看護師に伝えてください。

麻酔の進歩や、効果の高い痛み止めの開発により、以前に比べて手術後の痛みはずいぶん軽くなりました。

しかしながら、比較的に大きな開腹手術や開胸手術では、やはり（個人差はありますが）術後の痛みが強い傾向にあります。

ときどき、「手術後の痛みは当たり前」といって、痛みがあっても我慢する患者さんがいますが、**この術後の痛みをそのままにしておくと、がんの転移が早まったり、予後（生存率）が悪くなったりする**というデータがあります。

膵臓《すいぞう》がんの手術を受けた患者を対象とした臨床研究では、手術後の痛みをあまり感じなかった（痛み止めでコントロールされていた）患者は、痛みを強く感じていた患者の2倍以上も生存期間が長かったというデータがあるほどです。

手術後の痛みはストレスとなって体のホルモンバランスを乱し、免疫力を低下させることがわかっています。その結果、残ったがん細胞が急速に周囲へ広がったり、転移したりすると考えられています。

つまり、**手術後の痛みを我慢していると、それがストレスとなり、がんが進行する原因となる**のです。

また、痛みがピークを迎えてからでは痛み止めが効きにくいので、痛みが徐々に強くなってきた場合には、できるだけ早めに医師や看護師に伝えましょう。

1日でも早く退院することを目標に

欧米と比べると、日本では外科手術を受けた患者さんの入院期間が、全体的に長い傾向にあります。

実際に、「入院していたほうが楽だから」「まだ家に帰るのは心配だから」といった理由で、退院が可能な状態になっても入院し続ける患者さんも多いのです。

医師が退院を勧めると、「しばらく療養したい」といって、他の病院への転院を希望される患者さんもいます。特に高齢の患者さんに、こうした傾向が強いようです。

しかし、合併症などで治療や処置が必要な場合や、入院での厳重な経過観察やリハビリテーション（機能回復訓練）が必要な患者さんは別として、術後に長期にわたって入院する必要はまったくありません。

むしろ、長期の入院は活動性の低下や運動不足につながり、術後の回復を遅らせる原因となります。早く退院して以前の日常生活に戻ったほうが、活動性が高まり、筋力の回復も期待できるのです。

そこで、1日でも早く退院することを目標にしましょう。

最近では、クリティカルパス（あるいはクリニカルパス）という、検査、手術、術後のリハビリテーション、そして退院までのスケジュールが一覧表になったものを導入する病院が増えてきました。

このクリティカルパスには、「術後およそ何日目に退院予定」と退院までの日数の目安が記載されています。もし、手術を受ける病院でクリティカルパスをもらった場合には、スケジュール中の最短の退院日を目指すといいでしょう。

がんの再発を防ぐ生活習慣とは？

がんの再発を防ぐための生活習慣には、次のようなポイントがあります。

- じゅうぶんな睡眠時間
- 規則正しい生活
- バランスのよい食生活
- 適度な運動

・体を冷やさない
・ストレスを避ける
・節酒・禁煙

免疫細胞の働きは、不規則な生活やストレス、睡眠不足、たばこなどの影響によって低下することがわかっています。まずは規則正しい生活を送り、バランスのよい食事や適度な運動を心がけることが重要です。

免疫の専門家である飯沼一茂《いいぬまかずしげ》博士（日本免疫予防医学普及協会代表）によると、体温が1℃上がるだけで、免疫力は5～6倍もアップするといいます。

逆に、**体温が1℃下がると免疫力は30～40％も低下し、35℃程度の低体温の状態は最もがん細胞が増殖《ぞうしょく》する**とされています。

したがって、体温を上げることも、がんの発生や再発を防ぐのにとても重要です。

その意味では、体を冷やさない工夫が大事になります。夏はエアコンで体が冷えすぎないよう配慮し、冷たい飲み物は控えましょう。

術後の運動については、米国がん協会の「がん生存者における栄養と身体活動のガイドライン（2012年）」で、**適度な運動が乳がん、大腸がん、前立腺《ぜんりつせん》がん、卵巣《らんそう》がんの再発リスクを減らし、患者の生存期間を延ばす**ことが明らかになっています。

ガーデニングや散歩、社交ダンス、サイクリングといった軽めの運動であれば、1日20〜25分を毎日行うのが目安です。

エアロビクス、ハイキング、なわとび、ジョギングといった比較的激しい運動であれば、1日20〜25分を2日に1回か、1日10〜15分を毎日行うのが目安です。

Lさん（男性・80代）は大腸がんの手術を受けて7年目のサバイバー（生還者）です。今も颯爽《さっそう》と歩いて診察室に入ってきます。Lさんは毎朝1時間の散歩が日課で、「雨が降っても雪が降っても、散歩だけは絶対に休んだことがない」といいます。

ただし、高齢の患者さんや体力に自信のない患者さんは、休憩を取りながら無理のない範囲で行いましょう。

食事やストレスなどに関しては、後に詳しく触れたいと思います。

早期の社会復帰が治療の効果を上げる

いざ退院した後は、できるだけ早く以前の生活に戻すよう努力します。

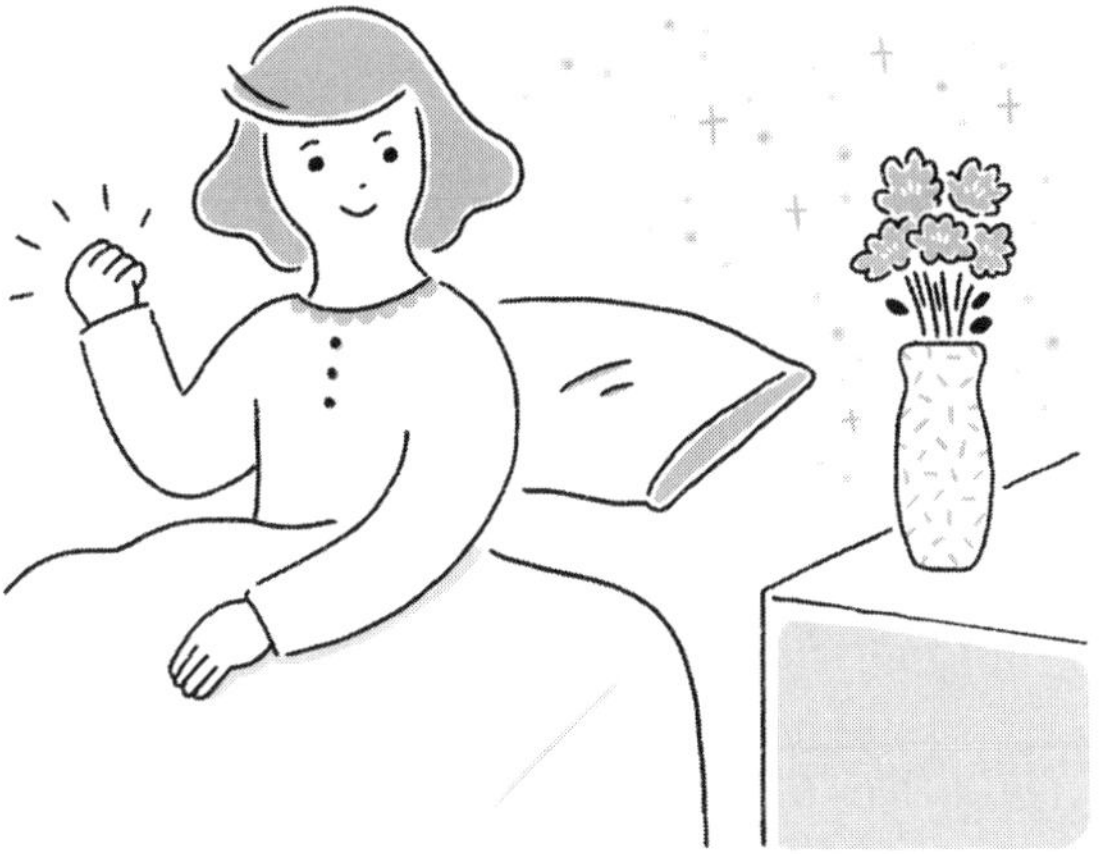

1日も早い退院や社会復帰を目指そう

自宅でなにもせずに過ごすよりも、できるだけ外に出てください。仕事や家事も、無理のない範囲で再開しましょう。

なかには、「退院後の3カ月間は仕事を休んで治療に専念する」といった患者さんがいます。もちろん手術の大きさや、退院時の回復の状態にもよりますが、ほとんどの患者さんではそんなに長期に休む必要はありません。

仕事が肉体労働で、体力的に無理ならばしかたありませんが、可能であればできるだけ早期に仕事に復帰することを私は推奨しています。

手術の大きさや術後経過にもよりますが、**術後1～3カ月を目安に、手術前と同**

様の生活に戻れるように努力しましょう。

Hさん（男性・50代）は、胃がんで胃の切除手術を受けました。手術後に大きな合併症はありませんでしたが、胃を切除した人によく見られる食後の気分不良や吐き気が続いていました。

しかし、Hさんは会社で重要なポストについており、早期復帰を目標にしていました。手術してから2週間で退院。わずか1カ月後には仕事に復帰しました。

その後、少しずつ食後の症状も改善しました。その後5年間、がんの再発もなく現在も仕事をバリバリこなしています。

このHさんの例が典型的ですが、できるだけ早期に社会復帰することが、がんの治療にもよい影響を与えることが多いのです。

2

抗がん剤と上手につきあう

「抗がん剤＝毒」のイメージはどこから来たか？

第1章の「三大治療」の項で簡単に説明しましたが、抗がん剤を使用するのは主に手術後が多いと思いますので、本章で詳しく見ていきましょう。

抗がん剤には未だに、負のイメージがまとわりついています。

抗がん剤の副作用により、猛烈な吐き気が続く日々。ベッドに点滴で縛りつけられた長い入院生活の果て、副作用で消耗し、疲れ衰え果てて亡くなる――。

こうした「抗がん剤の副作用による壮絶な闘病生活」のイメージを、多くの人がお持ちなのではないでしょうか。

抗がん剤は、大きく2種類に分けられます。

①殺細胞性薬剤（従来の抗がん剤）
②分子標的治療薬（がん細胞だけを狙って作用する新しい薬剤）

元祖抗がん剤である①の殺細胞性薬剤は、もともとマスタードガス（毒ガス）という過去の戦争で使用された化学兵器の研究が契機となって作られました。

そうした背景があるため、抗がん剤に批判的な立場の人たちの攻撃の的となってきました。その結果、一部のマスコミなどを通じて、「抗がん剤＝毒」のイメージが広まり、定着してしまったという面があります。

確かに、抗がん剤（殺細胞性薬剤）は、がん細胞をたたくだけでなく、健常な細胞までも攻撃するため、さまざまな弊害を伴《ともな》っていたのも事実でした。

その「昔のイメージ」にとらわれて、今でも抗がん剤治療を躊躇《ちゅうちょ》する患者さんがたくさんいます。

しかし、**抗がん剤を拒否することで、多くの人が大きな不利益を被《こうむ》っている**と私は考えています。抗がん剤にＮＯという人の中には、抗がん剤でよくなるはずの人がたくさんいるはずです。

それらの人は、**抗がん剤に対する旧来の偏見から、治るチャンスを逸していると**いってもいいかもしれません。

近年、抗がん剤治療は大きく変わりつつあります。今や、「抗がん剤＝毒」ではなくなっているのです。

≫ 大きく変貌する近年の抗がん剤治療

抗がん剤治療の変化は、3つにまとめることができます。

①抗がん剤の種類の増加（新薬の増加）
②副作用がある程度抑えられるようになった
③入院投与から通院投与へ

昔は、使われる抗がん剤の種類も非常に少なく、選択の余地がほとんどありませんでした。

しかし、現代では多くの薬剤が生まれ、さらに新薬も続々とできています。抗がん剤は使い続けると「耐性」という現象が生じ、薬がだんだん効かなくなります。すると、同じ薬が続けられなくなりますが、現代では、ある薬に耐性が生じても、それに代わる薬が充てられるようになっています。

また、副作用対策も、かなり行き届いた形で行われるようになりました。結果として、以前の〝毒〟のような抗がん剤は激減したといってよいでしょう。吐き気止めも充実しており、患者さんが激しい吐き気に悩まされることは、(まったくなくなったとはいえませんが)非常に少なくなっています。

さらに、昔の抗がん剤治療では長期入院し、常に点滴につながれているイメージがありましたが、それも変わりました。

抗がん剤治療の主体は、入院治療から通院治療へと移行しています。

第1回目の治療だけは、慎重を期して、1週間程度の入院をして行うことが多いものの、**それ以降の治療は外来で行う**ことが通例になってきました。

病院には、「外来化学療法室」があり、そこへ月に数回通って点滴を受けるという形が多いでしょう。

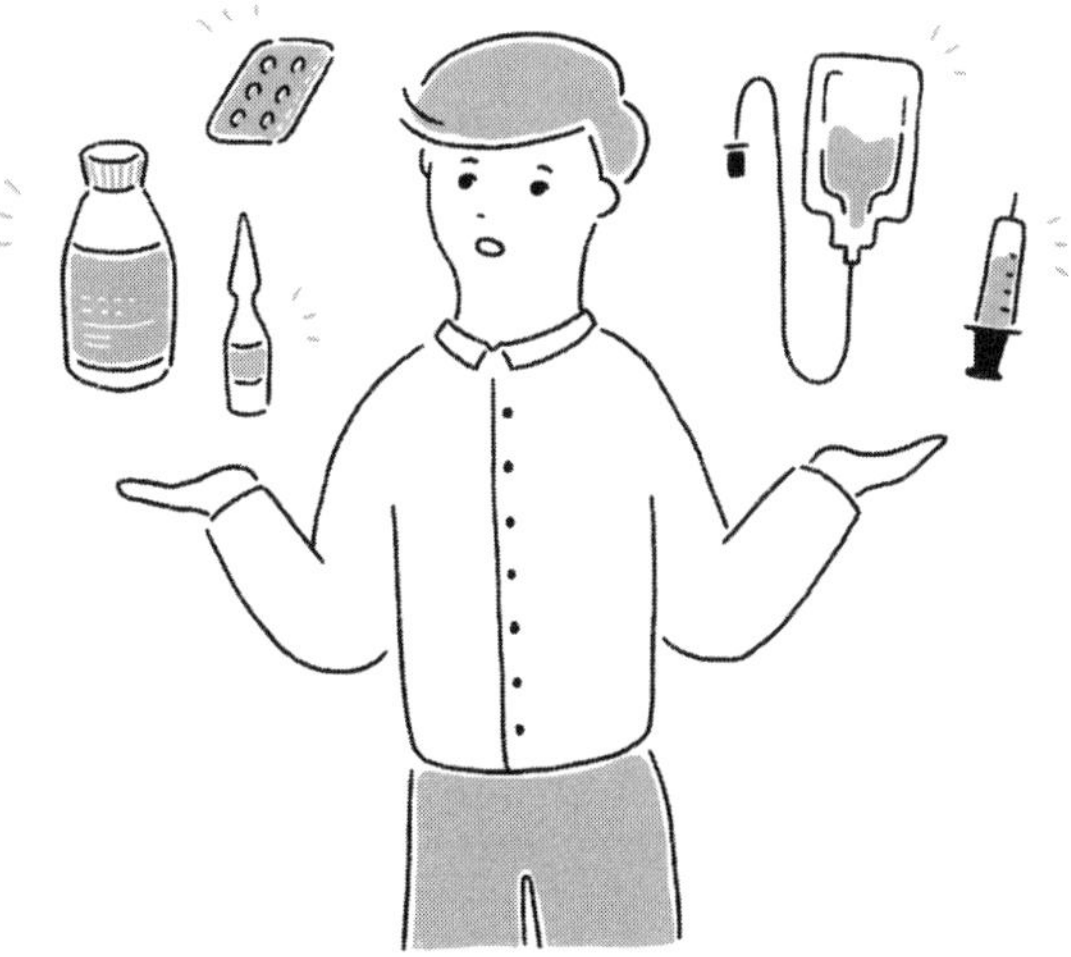

副作用の少ない抗がん剤が続々と生まれている

点滴ではなく、服用する抗がん剤も増えています。まるで胃腸薬のように抗がん剤を飲むということも、ごく一般的に行われるようになりました。

おかげで、仕事を長期にわたって休む心配も無用になっています。

最近では、**遺伝子検査によって副作用が出やすい人、出にくい人がわかるようにもなりました。**

今後、その手続きがより精密になっていけば、より的確に副作用が抑えられるようになるはずです。

さらには、前項で紹介した②の分子標的治療薬のように、がん細胞だけを攻撃する新しい抗がん剤も生まれています。

新しい抗がん剤「分子標的治療薬」

抗がん剤の研究が進み、次々と効果的な新薬が開発されています。なかでも、分子標的治療薬の登場は画期的でした。

分子標的治療薬は、2001年より日本でもがん治療に導入され、徐々に増えています。肺がんに使われている「イレッサ」や、乳がんや胃がんに対して使われる「ハーセプチン」という薬をご存じの人もいるでしょう。

これまでの抗がん剤は、がん細胞だけを狙った薬ではありませんでした。

例えば、ある種の抗がん剤はDNA（遺伝子）のらせん構造と結合する働きを持っており、DNAの分裂を阻止することでがん細胞の増殖を抑える効果を狙うものでした。つまり、早く分裂をくり返して増殖している細胞を攻撃する薬といえます。

しかし、がん細胞に限らず、健康な細胞も含めたすべての細胞が分裂をくり返しています。

そのため、正常な細胞（特に、分裂がさかんな骨髄《こつずい》の細胞など）にもダメージを与え、副作用も多く出るというデメリットがありました。

新しい抗がん剤の登場

これまでの抗がん剤

がん細胞だけを狙った薬ではない

↓

正常な細胞にもダメージを与える

↓

副作用が出やすい

分子標的治療薬

がん細胞だけを狙えるピンポイントの薬

↓

正常な細胞へのダメージが少ない

↓

副作用が出にくい

それに対し、分子標的治療薬とは、「がん細胞が持っている特定の分子異常（タンパク質や遺伝子の異常）をターゲットとして、その部分だけに作用する薬」です。

理論的には、**がん細胞だけを狙った（あるいはがん細胞に重点をおいてやっつける）ピンポイントの治療薬**といえます。

現在、**肺がん、乳がん、大腸がん、胃がん、腎臓がん、血液がん（白血病）、肝臓がんなど**の治療に導入され、主に転移・再発した患者さんに効果を上げています。

分子標的治療薬のメリットの1つとして、がんの特定の遺伝子やタンパク質を調べることで、**効果が期待できる患者さんだけに投与できる**点が挙げられます。

例えば、乳がんの患者さんのうち、約20～30％にHER2（ハーツー）というタンパク質が異常に増えるタイプがあります。手術で切除したがんを調べ、このHER2が増えている場合のみ、トラスツズマブ（商品名ハーセプチン）というHER2を標的とする分子標的治療薬を使用します。

このトラスツズマブの導入により、乳がんの患者さんの生存期間が延長されるようになったのです。

また、大腸がんの約60％にKRASという遺伝子の異常（遺伝子配列の変化）があることがわかっています。この遺伝子の異常がない人に使える分子標的治療薬が生まれ、すでに治療に使われています。

このように、抗がん剤治療は大きく変わりつつあります。

だからこそ、主治医から抗がん剤治療を勧められた人には、偏見を持たずに抗がん剤を試してほしいと思います。副作用が出てつらかったら、やめてもいいのです。

私は、**自分の体力（筋力）に自信のある人には思いきって、より強い抗がん剤から試してもらうことを推奨**しています。それが効けば（副作用などの問題もなければ）、がんに対しても劇的な治療効果が得られる可能性があるからです。

3

気づきの重要性に気づく

がんの否定的な側面にとらわれない方法

がんにかかった人の大半は、否定的な面ばかりにとらわれがちです。がんになると、働けなくなり、仕事や地位、収入などを失ってしまうケースがあります。胃がんであれば、胃という臓器を、乳がんであれば、乳房そのものを失う場合もあり、大きな打撃を受けることはいうまでもありません。

また、がんの転移や再発への不安、さらには、死に対する恐怖に苦しむ人も多いでしょう。

これらのネガティブな感情は大きなストレスとなり、生活の質を低下させます。適応障害やうつ病を発症する人もいます。

精神的な落ち込みが激しくなれば、治療が続けられず、それが生存率の低下につながることさえあるでしょう。

一方、がんサバイバーの人たちを見ていると、**がんに対するネガティブな感情をみごとに乗り越えてきた**ことがわかります。乗り越えられたからこそ、がんを克服して生き抜くことができたのです。

そのためには、なにが重要なのでしょうか。

がんサバイバーの多くが、「がんが気づきを与えてくれた」と語っています。

がんになると誰もが、「なぜ、自分はがんになってしまったのか」と自らに問いかけます。それは、それまでの自分の生き方を見直し、自分自身を見つめ直すきっかけとなります。

そして、**深く見つめ直した結果、「がんにならなければわからなかったこと」が見えてくる**のです。

それが、その人なりの「気づき」となり、がんを克服する力の源泉になるともいえるでしょう。

言葉を換えれば、がんが与えてくれるポジティブな面に目を向けることで、がんの精神的な苦しみや不安、恐怖から自由になり、がん治療への前向きな気持ちが生まれるということです。

とはいえ、患者さんの中には、「がんの肯定的な面に気持ちを向けることなどできない」と訴える人も多いかもしれません。

そこで、がんの肯定的な面を探す方法として、「ベネフィット・ファインディング」をお勧めします。

がんになってよかったことリスト

ベネフィット・ファインディングとは、文字どおり「恩恵（利点）を見つけること」です。

つまり、ネガティブな出来事（経験）の中に、恩恵や肯定的な面を見つけ出すのです。あるいは、「苦しみを経験することで、以前はなんでもないと思っていた出来事に意味と価値を見出すプロセス」といってもいいでしょう。

要するに、「つらい出来事（経験）の中のいいところ探し」です。

このベネフィット・ファインディングですが、これまでの研究では、心身の健康や人生の満足度を高め、抑うつの程度を低下させることがわかっています。

やり方は簡単なので、実際にやってみましょう。

まず、ノートとペンを用意し、**ノートの左ページに「がんになって悪かったこと・失ったもの」を書きます。**

例えば、乳がんの患者さんであれば、「仕事を続けられなくなった」「乳房を失った」「女性でなくなった気がする」など、そういったことが書かれるかもしれません。

そのうち必ずペンが止まるので、**今度は右ページに「がんになってよかったこと・得たこと」を思うままに書き出していきます。**

「がんになってよかったことなんてあるわけない！」と思われる人もいるでしょう。

しかし、落ち着いて考えてみてください。

例えば、がんになったおかげで、こんなふうに思ったことはありませんか？

・1日が大切に思えるようになった
・毎日新しい出会いや発見があると感じる

・自分の人生を見つめ直すことができた
・自分は恵まれていると思える
・医療スタッフの親切さが身にしみた
・自分の弱さを知った
・家族・趣味・仕事が生きがいであると感じる
・家族や友人の大切さを改めて感じた
・家族との時間を増やすようになった
・病気の人の気持ちがわかるようになった
・健康の重要さがわかった
・食生活を変えることができた
・たばこをやめることができた
・趣味を持つようになった
・運動するようになった
・

なんでもかまいませんので、どんどん書き出していきます。意外かもしれません

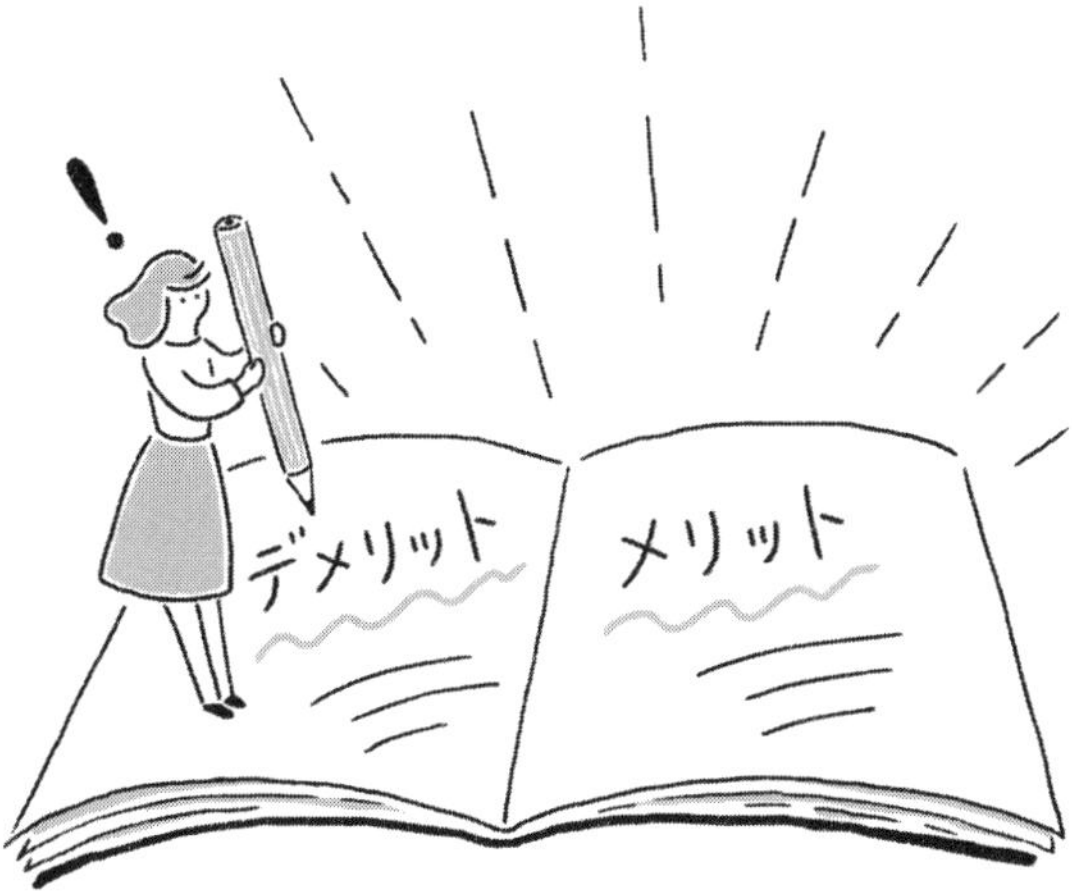

生きる意味や価値を新たに見出すきっかけに

が、「がんになって悪かったこと」よりも「がんになってよかったこと」のほうが多くなるケースもよくあるようです。

　このベネフィット・ファインディングの利点は、**がんになってよかったことを可視化することにより、より確かなものとして実感できるようになる**ことです。

　せっかく気づいた「がんになってよかったこと」も、1度書いただけではすぐ忘れてしまいます。

　そこで、このノートを常に携帯して見直したり、追加したりする機会をつくるとよいでしょう。

　こうした習慣を持つことが、否定的感情にとらわれることから抜け出し、生きる意味や価値を新たに見出すきっかけとなるのです。

自分の役割を放棄しない

がんサバイバーには、家庭での役割、仕事での役割、コミュニティでの役割をしっかりと果たそうとしている人が多いようです。

いい換えると、皆さん、**「自分が必要とされている場所」があり、そこでの役目を果たそうとしている**のです。

例えば、「家のことは私しかできないから」といい、以前と変わらず家事をすべてこなしている人。

「子どもが小さいからまだまだがんばらないと」「認知症の親の介護をしなければならない」「孫たちの世話をしたい」など、家庭での役割、家族の一員としての責任感が生きる力となっている人。

「自分にしかできない仕事だから休めない」「家族を養うために稼がなければ」と仕事をがんばる人。

「趣味のカラオケに行かないと」「町内会の役員をしているから行事に参加しなければ

ばならない」「友人との集まりがあって毎日忙しい」という人。

いずれも、「自分が必要とされている」「自分でなければダメ」という気持ちが強い人たちです。

「自分は必要とされ、役割を果たしている」という実感が、前向きに生きる力を与えてくれるのです。

がんになると、検査、入院、手術、抗がん剤治療、外来通院など、がんの治療に時間と体力と気力を奪われ、いろいろなことができなくなる（したくなくなる）ケースがあります。

家庭では休んでばかりになり、以前にやっていた家事も、ほかの人がやってくれるようになります。仕事も長期の休みを取り、復帰できるかどうか怪しくなります。近所づきあいも少なくなりがちです。

しかし、これでは活動性は低下するばかりです。前向きに生きる気持ちが失われてしまうでしょう。

だからこそ、家庭、仕事、コミュニティにおける役割を放棄しないでほしいのです。今までどおり、あなたにしかできないことを続けてください。

がんになった原因をもう1度考えてみる

ここで、がんになった原因について、もう1度考えてみましょう。

手術や抗がん剤治療などがうまくいって、がんから解放された場合でも、あなた自身ががんになった原因を見つけて解決しない限り、いずれ再発したり、新たながんにかかったりするおそれがあるからです。

病状が少し落ち着いたところで、がんになった原因を考える機会を持ちましょう。

「がんは遺伝の病気である」といわれる一方で、「がんは生活習慣病である」ともいわれます。

確かに、がんの原因には、大きく分けて遺伝的な要因と、生まれてからの環境因子があるとされています。

どうしてがんになるのでしょうか?

がんの遺伝的な要因とは、がんになりやすくなる遺伝情報（遺伝子）のことです。

遺伝子とは、生物の体をつくり、生命を維持するために働くタンパク質をつくるための情報のことで、すべての「生命の設計図」です。

ヒトには約2万6000個もの遺伝子があると考えられていますが、なかには、がんの発生に深く関係しているものがあります。

がん細胞が発生するのを監視して排除する遺伝子（がん抑制遺伝子）や、細胞分裂のときにまれに起こる遺伝子コピーのエラーを修復する遺伝子（ミスマッチ修復遺伝子）があります。

このような遺伝子に生まれつき異常がある人では、生涯においてがんを発症する確率が高くなります（遺伝性乳がん・卵巣がん症候群《しょうこうぐん》やリンチ症候群などと呼ばれています）。

したがって、生まれつきの遺伝子の異常やパターンによって、がんにかかりやすい人、かかりにくい人が確かにいるのです。

しかし一方で、がんの発症には遺伝的な因子だけでなく、生まれてからの生活習慣や環境の影響も大きいとされています。

がん全体の原因のうち、喫煙や飲酒、食事、運動、職業、環境などが占める割合は70〜80％にも上るとされています。

実際に、1996年にハーバード大学のがん予防センターが発表した、がん死亡の推定される原因では、**環境因子が全体の68％であり、このうち喫煙（30％）、食事（30％）、運動不足（5％）、飲酒（3％）**となっています。

つまり、特殊な遺伝性のがんを除き、ほとんどの場合、がんは生活習慣病といっていいのです。

あなたは、自分の健康を過信して、知らず知らずのうちに無理をしていませんでしたか？

まずはこれまでの生活習慣を見直し、がんになった根本的な原因を考えてみましょう。休みもろくに取らずに働きすぎていなかったか、暴飲暴食をくり返していなかったか、ストレスを多く抱え込んでいなかったか、など。

自分の過去の暮らし方をチェックしたうえで、日常生活で改善できる点を探しましょう。

その中でも、がんを引き起こす有力な要因の1つとして無視できないものが、ストレスです。

ストレス社会に生きる現代人は、さまざまなストレスにさらされています。ストレスがない生活というものは考えられないほどです。

そうした社会に生きているからこそ、**がんを克服するためには、万全なストレス対策を立てなければなりません。**

その方法を次節で紹介していきます。

4 免疫力を自分で高める

がん細胞と闘う免疫のメカニズム

人間の体では、細胞が常に分裂をくり返しているわけですが、一定の割合で遺伝子の複製エラー（突然変異）が起こり、1日に数千個もの異常な細胞（放置するとがんになる細胞）が発生するといわれています。

しかし、免疫のチェック機構により、異常な細胞を発見しては退治しています。こうしたがん細胞を排除する免疫のメカニズムを、ここで簡単に説明しておきましょう。

まず、がんに攻撃を仕掛けるのは、リンパ球の一種であるナチュラルキラー細胞（NK細胞）です。このNK細胞が血流にのって全身をパトロールし、がん細胞を見つけては除去しています。

次に、弱ったがん細胞の周囲を樹状細胞《じゅじょうさいぼう》が取り囲み、がんの断片を捕獲します。樹状細胞は、異物（この場合はがん細胞）の特徴を他の免疫細胞に伝える働きを持っています。

がん細胞を取り込んだ樹状細胞は、司令塔となるヘルパーT細胞に情報を伝えます。そして、がんの存在を知ったキラーT細胞やB細胞ががんを攻撃します。

このような免疫の働きで、がんの発生が防がれているのです。

がんができてからも、免疫はがんを監視・攻撃し続けています。

実際に、がんの組織を顕微鏡で調べると、免疫細胞（NK細胞やT細胞）ががんの中に入り込んでいることがわかります。

また、切除したがんの中に入り込んだ免疫細胞の多い患者のほうが、少ない患者に比べて再発率が低く、生存期間が長いという報告もあります。

したがって、**術後のがん再発や新たながんの発生を防ぐためには、免疫力を高めることが大事**なのです。

この重要な免疫力にマイナスの影響を及ぼすものが、ストレスです。

実際に、ストレスがかかった状態では、ストレスホルモンといわれるアドレナリンやノルアドレナリンが血液中に分泌されます。

このアドレナリンやノルアドレナリンががん細胞の悪性度を高め、転移する能力を高めているといわれています。

免疫力は、お話ししたとおり、主に血液中の白血球《はっけっきゅう》の一部であるリンパ球が担っています。ただし、リンパ球の数は一定ではなく、自律神経《じりつしんけい》（意志とは無関係に内臓や血管を調整している神経）によって調節されています。

自律神経の1つで、主に夜間に働き、休息の神経である副交感神経《ふくこうかんしんけい》が優位になると、リンパ球は増え、顆粒球《かりゅうきゅう》が減ります。

一方、ストレスがかかり、悩みや心配事があると、交感神経《こうかんしんけい》が優位となってリンパ球が減り、顆粒球が増加します。

顆粒球は外から侵入してくる細菌を処理し、感染症を防ぐ重要な働きをしていますが、増えすぎると、さまざまな弊害が起こってくるのです。

ストレスがかかり、交感神経の緊張状態が続けば、血流障害が起こり、リンパ球が

減り、免疫力が低下します。それががん細胞の増大を招き寄せることになります。

このように、ストレスと免疫力（とがん）の間には密接な関連があるのです。

ストレスを減らす7つの方法

では、ストレスを軽減し、自律神経のバランスを整えるにはどうすればいいでしょうか。その方法を紹介しましょう。

1. がんのことをなるべく考えない
2. 人間関係のストレスを減らす
3. 趣味を楽しむ
4. 笑う
5. 瞑想《めいそう》（マインドフルネス）を行う
6. 森林浴を行う
7. 適度の飲酒

①がんのことをなるべく考えない

がんのことばかりを考えているとストレスになり、免疫力の低下につながります。
188ページで紹介した「がんになってよかったことリスト」を作ってみましょう。がんが与えてくれた、ポジティブな面に目を向けてみるのです。

それを試してもうまくいかなかった人は、**1日10分と時間を決めて、がんについて思いっきり考える（心配する）時間**を作りましょう。

ストップウオッチなどを使って、時間をきっちりと計ってください。そして、それ以外の時間にはがんについて考えないように努力するのです。

その時間以外にも、どうしてもがんのことが気になる場合は、がんが治ったときにやってみたいこと（旅行の計画など）を思い浮かべるようにしましょう。

何度も同じ悩みや心配事が頭に浮かぶ場合には、その都度、ノートなどに書き出すことをお勧めします。

不思議なもので、紙に書いたとたんに大した悩みではないように感じたり、解決策が見つかったりすることがあります。

また、悩みは1人で抱え込まず、相談に乗ってくれる家族や親しい友人に打ち明けてください。人に話すことで、少しは気分が楽になることもあります。

②人間関係のストレスを減らす

がんを克服するためには、自分の気持ちに素直になり、仕事や人間関係でのストレスから解放される必要があります。

場合によっては、あえて仕事（あるいは職場環境）を変えたり、人間関係を断ち切ったりすることも考えなければなりません。

がんの患者学研究所代表、川竹文夫《かわたけふみお》氏による『どんながんでも、自分で治せる！』（三五館）の中で、70代の女性の症例が紹介されています。

この女性は、夫と離婚することで長年のストレスから解放され、リンパ節転移を伴う乳がんの完全治癒を実現したのです。

これまでの人間関係を大きく変えることは容易ではありませんが、がんを克服するためには、こうした大英断を下すことが必要となるケースもあります。

がんになったことをきっかけに、これからは**「好きな人とだけつきあい、好きなことだけをして生きていくんだ！」**というくらいの気持ちで、毎日を過ごしてはいかがでしょうか。
そうした覚悟が定まれば、人間関係を大きく変えることも、あながち無理とはいえなくなるかもしれません。

③趣味を楽しむ

進行がん・難治性のがんを克服したサバイバーには共通点があります。**明るい（笑顔が多い）、楽天的でくよくよしない、治療に積極的、**などです。なかでも、がんサバイバーには**趣味を楽しんでいる人が多い**のです。

趣味に打ち込むことで、がんについて悩む時間を減らすことができます。趣味で出かける機会が増えれば、活動性が高まります。

趣味に打ち込むがんサバイバーの例を、いくつか挙げてみましょう。

Aさん（女性・70代）は胃がんで、胃の全摘出手術を受けました。

手術の結果、胃がんは胃壁《いへき》の深い層まで達しており、いわゆる進行がんでした。術後はAさんの希望もあり、抗がん剤は使わずに様子を見ることにしました。

食後の気分不良やもたれ感、吐き気など、胃の切除後に特有の症状はありますが、現在まで4年半、再発なく元気で外来に通っています。

そのAさんは旅行が大好き。友人とバスツアーに参加し、毎週のように温泉地・観光地などを訪れています。外来では毎回、楽しそうに土産話をしてくれます。

Bさん（男性・70代）は、ステージ3の膵臓がん（十二指腸まで転移）でした。膵臓がんでは、術後にしばしば再発・転移が起こります。ステージ3の場合、5年生存率はおおよそ25％です。

Bさんは「マージャンが生きがい」というほど大好きで、がんになってからもずっと週1回、友人たちと半日マージャンを続けているとのこと。がんの治療経過はよく、現在まで約4年間、再発の兆候はありません。

また、Cさん（男性・80代）は胃がんで、胃の切除手術を受けました。がんは胃の筋肉の層まで及んでいましたが、幸いにもリンパ節転移はありませんでした。

Cさんの趣味は写真撮影。風景から野鳥、人物まで幅広く撮影するとのこと。がんになってからも外に出て撮影を続けています。現在まで2年間再発なく、元気に外来に通っています。

これらの例からもわかるように、自分が楽しいと感じることに熱中することは、がんの治療経過にもよい影響を与えると考えられます。

これまでに趣味がなかった人は、これを機に新しく趣味を始めてもいいのです。

④笑う

笑いが病気を治すことを報告したのは、アメリカのジャーナリストで『笑いと治癒力』（岩波書店）の著者でもあるノーマン・カズンズ氏でした。

彼は、自ら考案した笑いとビタミンCの大量摂取により、治癒不能とまでいわれた難病である膠原病《こうげんびょう》（全身的に障害・炎症が起こる自己免疫疾患）を克服しました。

痛みに苦しむ中、滑稽な映画やユーモアのある本などを病室に持ち込み、文字どおり「笑い」の治療を始めました。効果はてきめんで、10分ほど腹をかかえて笑うと、少なくとも2時間は痛みを感じずに眠れるという効き目があったようです。

さらに、笑いの前後に自らの血液状態を比較し、いわゆる炎症の指標である血沈《けっちん》が確かに減少していることを確認したのです。

笑いが、がんの患者さんの免疫力を高めたという研究報告もあります。

土浦協同病院の酒井義法《さかいよしのり》先生らのグループは、41名の手術または抗がん剤で治療中の胃がん・大腸がんの患者を対象に、「笑い治療」の効果を調べました。

その結果、抗がん剤治療も手術も、患者の免疫力の低下を引き起こすものの、抗がん剤治療中に「笑い治療」を受けた患者では、免疫力の低下が防がれることが証明されました。

お笑い番組や、コメディのDVD、漫画などで笑いを取り入れましょう。

⑤瞑想（マインドフルネス）を取り入れる

がんの患者さんには、ストレス対処法の1つとして、医療・教育・ビジネスの現場で最近注目を集めている「マインドフルネス瞑想」もお勧めしています。

マインドフルネスとは、「今この瞬間」の自分の体験に注意を向けて、現実をあるがままに受け入れる心の状態をいいます。

がんの患者さんは、再発の恐怖や不安に苛《さいな》まれ、ストレスと闘っています。マインドフルネスでは、そういった感情を否定したり、無理に消そうとしたりするのではなく、ありのままを受け入れることから始まります。

そして、「今ここ」に心を向けることで、徐々に無の状態へと近づいていくのです。

欧米では早くより、がんに伴う身体的・精神的症状の改善や、がんサバイバーの生活の質を高める目的で、マインドフルネスの考え方が導入されてきました。

手術などの治療を終えた乳がんの患者を対象とした臨床研究では、**マインドフルネスを行ったグループは、通常のケアを受けただけのグループに比べて、精神的症状（不安、再発の恐怖）と身体的症状（疲労感）のいずれも改善率が高かった**と報告されています。

マインドフルネス瞑想のやり方は、ごく簡単に紹介すると次のとおりです。

「呼吸に意識を集中する」→「意識がそれる・雑念が湧く」→「意識がそれたことに気づく」→「意識を呼吸に戻して雑念を手放す」

より詳細を知りたい人は、解説本がたくさんありますのでご参照ください。

⑥森林浴を行う

日本医科大学の李卿《りけい》准教授が、森林総合研究所と共同で行った有名な森林浴実験を

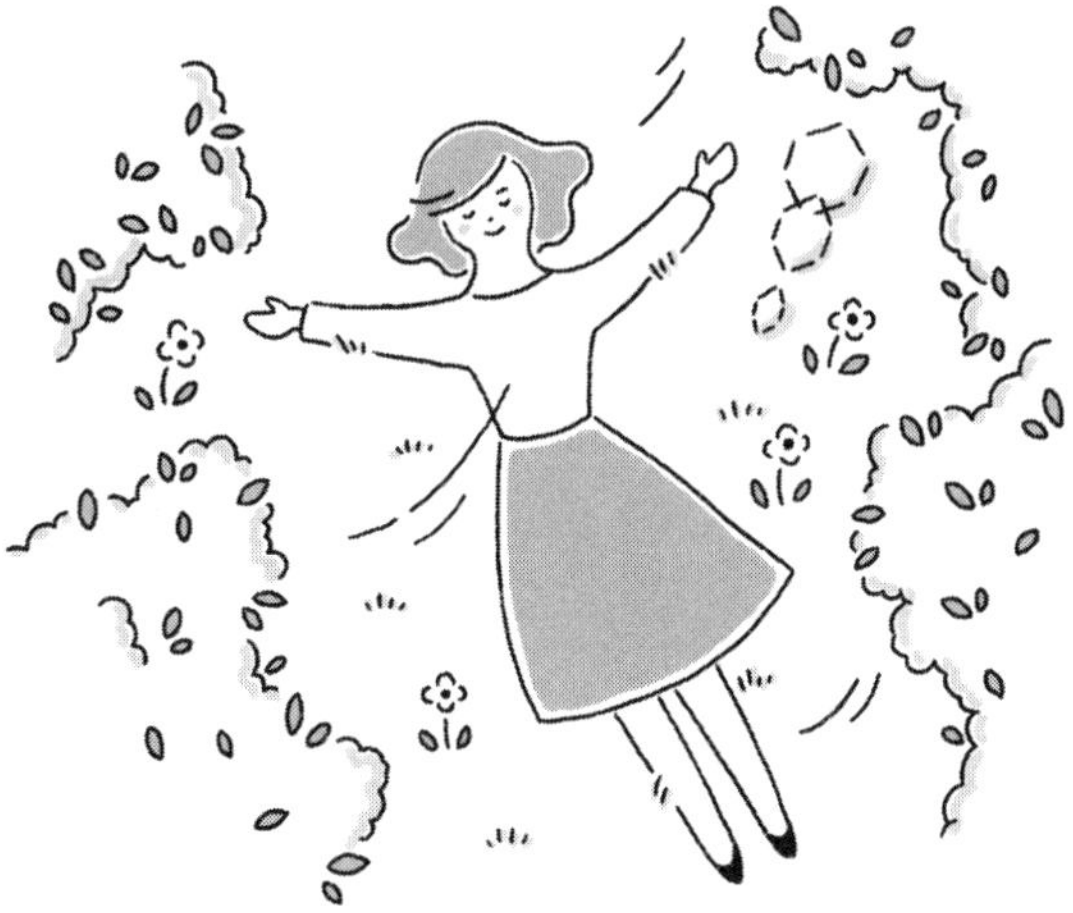

1回の森林浴で免疫アップ効果が1カ月持続

紹介しましょう。

健常な男性12名、女性13名を対象とし、長野県の森林環境内に3日間滞在し、ブナや杉の森林遊歩道を散策してもらいました。その前後に血液検査をして、NK細胞の活性及び細胞数を測定したのです。

結果は以下のとおりでした。

・NK細胞の細胞数が有意に増加した
・NK細胞の活性が有意に上昇した
・血液中に抗がんタンパク質であるパーフォリン、グランザイム、グラニュライシンが有意に増加した
・NK細胞の活性上昇は、森林浴の1カ月後にも持続した

一方で、対照実験として行われた緑の少

ない都市部への一般旅行では、このような効果は見られず、ＮＫ細胞の活性は見られなかったとのことです。

さらに、**日帰りの森林浴を実施したところ、２泊３日の森林浴と同様の効果がある**ことも確認されています。

森林浴によるＮＫ細胞の活性化のメカニズムは、森林からのフィトンチッド（癒《い》やし効果があるといわれる、樹木が発散する化学物質）及び、森林浴によるリラックス効果が関係すると考えられています。

身近な森林浴によって、がんに対する免疫機能を高めることができ、**しかも１回で１カ月以上も持続する**ことが可能なのです。

晴れた週末は、ぜひ森林浴に出かけてください。

⑦適度の飲酒

飲みすぎは免疫力を低下させ、がんの転移を促進する原因となりますが、**適度な飲酒はストレス発散に役立ち、食欲増進にもつながります。**

私の外来にも、お酒好きの患者さんが何人かいます。

Ｋさん（女性・60代）も、その１人です。Ｋさんは胃がんで胃を切除したのですが、４年たった今でも毎晩ウイスキーをたしなんでいます。ただし、グラス１杯だけで、それ以上は絶対に飲まないと決めているそうです。

節度を持って楽しむことで、免疫力の維持・向上にも役立つはずです。

5

がんを再発させない食事

手術後は糖質を減らして野菜を増やす

すでに紹介したとおり、がんの原因のうち、食事の占める割合が30％にものぼるという報告があります。そのデータに従えば、食生活を改善すれば、がんの再発を防ぐ可能性が大いにあることになります。

では、がんになった人は、なにを食べればいいのでしょうか？

昔から、がんに対する食事療法はさまざまなものが行われてきました。有名なところではゲルソン療法や玄米菜食《げんまいさいしょく》などがあることは、第2章で述べました。

しかし、私は断食《だんじき》や、野菜ジュースだけの食事といった極端な食事療法を否定こそしませんが、決してお勧めはしません。

私が考える食事のポイントは3つあります。

①糖質を減らす
②タンパク質をしっかりとる
③野菜中心の食事で、栄養バランスを整える

第2章では、手術に備えて体力（筋力）を減らさないために、特に手術前には、タンパク質をしっかり補給することをお勧めしました。

手術後や、抗がん剤で加療中の人もむろん、タンパク質は必要です。がんの患者さんは、栄養障害であるカヘキシア（悪液質）やサルコペニア（筋肉やせ）を防ぐため、タンパク質を中心にまんべんなく栄養をとる必要があるからです。

その点、野菜ジュースだけの食事や断食、極端な玄米菜食は、栄養不良（タンパク質不足）を引き起こし、患者さんの健康状態を悪化させるため極めて危険です。

また、なにより食べる楽しみがありませんし、厳しい食事制限がストレスとなって生活の質が低下するようでは本末転倒です。

そして、がんの再発・転移を予防する意味で重要なのが、**糖質を減らすことと、野菜中心の食事**です。

詳しくは次項で解説しましょう。

「ゆるい糖質制限食」がお勧め

がんの患者さんにお勧めしたいのが、「ゆるい糖質制限食」です。

糖質制限食とは、**「米、麦、イモなどに多く含まれる糖質をなるべくとらない食事療法」**です。

簡単にいえば、ごはんやパン、めん類などの主食を減らし、タンパク質や脂質を多く含むおかずをしっかりとる食事のことです。

糖質制限食の第一人者である高雄病院の江部康二《えべこうじ》先生をはじめ、最近では多くの医師が、がんの予防や治療において糖質制限食が有望であると論じています。

糖質制限食ががんの進行を防ぐ（あるいは、遅らせる）理由としては、いくつかのメカニズムが考えられています。

手術後の食事のポイント

1. 糖質を減らす

2. タンパク質をしっかりとる

3. 野菜中心の食事で、栄養バランスを整える

↓

ゆるい糖質制限食がお勧め

ごはんやパン、めん類などの主食を減らし、
タンパク質や脂質を多く含むおかずをしっかりとる

**血糖値を上げない食事が
がんの再発や進行を防ぐ**

糖質をとると血糖値が上昇しますが、これに反応してインスリンというホルモンが分泌されます。このインスリンに、がんを進行させる作用があります。また、高血糖の状態が長く続くと、からだのなかに慢性炎症が引き起こされます。この慢性炎症は、炎症性サイトカインと呼ばれる物質を分泌させて、がんの浸潤や転移を促すことがわかっています。

実際に、糖尿病があるがん患者（とくに、治療がうまくいかずに高血糖状態が続いている人）は、生存率が低下するという研究結果があります。一方で、大腸がん患者の診断後の食事を調査した研究によると、糖質を制限し、代わりに植物性食品を豊富にとっていたグループでは、糖質を多く摂っていたグループに比べて、がんによる死亡率が約70％も低下していました。

つまり、**がんの再発や進行を防ぐためには、できるだけ血糖値を上げない食事が理想的**だと考えられるのです。

そうした食事として代表的なものが、糖質制限食ということです。

江部先生は、糖質制限食を以下のように3つにランク分けしています。

1．スーパー糖質制限：3食とも主食（ごはん、パン、麺類）を食べない。1日の糖質摂取量の目安は30～60g

2．スタンダード糖質制限：3食のうち、2食は主食（ごはん、パン、麺類）を食べない。1日の糖質摂取量の目安は70～100g

3．プチ糖質制限：3食のうち、1食は主食（ごはん、パン、麺類）を食べない。1日の糖質摂取量の目安は110～140g

ちなみに、糖質は白ごはん（精白米）1杯でおおよそ55g、食パン（6枚切）1枚で27g、うどん（ゆで）1玉で52gです。ラーメンなどの中華麺（生）にいたっては1玉70gですので注意したいものです。

私は患者さんに対して、**スタンダード糖質制限、あるいはプチ糖質制限を推奨**しています。

これまで3食ともしっかりと主食を食べていた人は、まずはプチ糖質制限から始めて体を慣らしましょう。

ただし、この糖質制限食が危険あるいは適応にならない患者さんもいますので、注意が必要です。

糖尿病の治療として経口血糖降下剤の内服や、インスリン注射を受けている患者さん（低血糖の心配があるため）、あるいは膵炎《すいえん》や進行した肝硬変《かんこうへん》、腎機能低下がある患者さんは、糖質制限食の適応になりません。

糖質制限食は、実践する前に必ず主治医に確認してください。

抗がん作用の強い野菜ベスト10

糖質の次は、野菜の話です。野菜は、がんの患者さんに毎日しっかりと食べてもらいたい食材です。

野菜には食物繊維、ビタミン、カロテノイド、ポリフェノールをはじめ、がんの患者さんに必要な栄養素が豊富に含まれています。

一般的に、**野菜や果物を多く食べる人は、がんの再発率が低くなる**と報告されています。

野菜の中でも、特に抗がん作用の強いものがあり、実際にその栄養素ががん治療のサプリメント（栄養補助食品）として使用されているものもあります。

がんの患者さんに特にとっていただきたい「がんに効く野菜」を10種類挙げておきましょう。

①ブロッコリー

ブロッコリーに含まれるスルフォラファンには強力な抗酸化作用があります。実際に多くの実験により、スルフォラファンが肺がん、乳がん、膵臓がんなどの増殖を抑制することが示されています。

②キャベツ

キャベツに豊富に含まれるグルコシノレートから分解される生理活性物質、イソチオシアネートとインドール3カルビノールに強力な抗がん作用があるようです。キャベツは身近な食材ですが、実はがんに効く野菜の代表的存在なのです。

③ニンニク

ニンニクには二硫化アリル（ジアリルジスルフィド）という成分が含まれており、

抗酸化作用や抗炎症作用を介してがんを抑えると考えられています。また、二硫化アリルは大腸がん細胞の増殖を抑えることが示されています。

④トマト

トマトに含まれるリコピンはカロテノイド（自然に存在する色素）の1種で、強力な抗酸化作用があります。リコピンを多く摂取する人では、前立腺がんの発症率が有意に低いことが報告されています。また、リコピンは卵巣がんの増殖や転移を抑えることが実験で明らかになっています。

⑤ゴーヤ

ビタミン、ミネラル、食物繊維などの栄養素が豊富なだけでなく、ゴーヤの抽出液が大腸がん、乳がん、膵臓がん、卵巣がんなど、さまざまながんの増殖を抑制することが実験で示されています。

⑥ショウガ

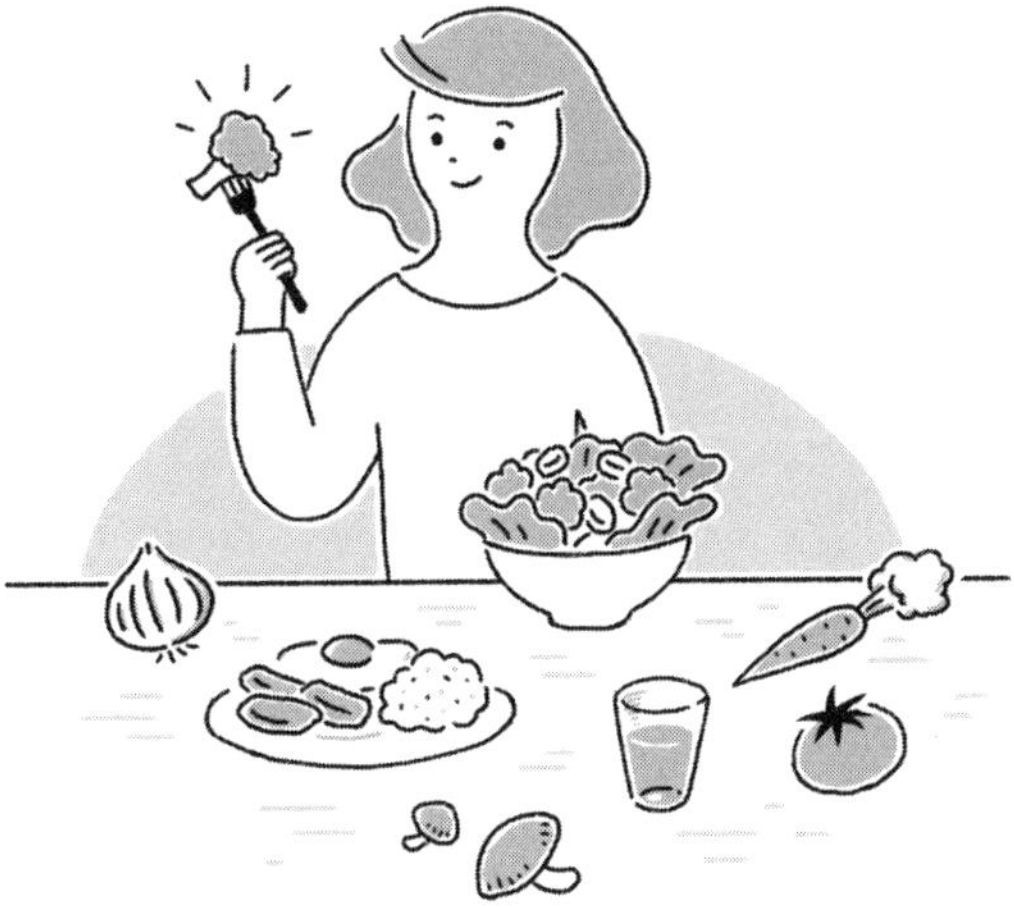

抗がん作用のある野菜を毎日とる

がん細胞を使った実験では、ショウガは肝臓がん、膵臓がん、胃がん、大腸がん、胆管《たんかん》がん細胞を直接殺したり、増殖を抑制したりすることが報告されています。

また、動物実験においても、肝臓がん、膵臓がん、大腸がん、胃がんなどの成長を抑え、転移を阻害する効果もあったと報告されています。

⑦シイタケ

キノコ類にはβ《ベータ》-グルカン（多糖類の一種）という成分が豊富に含まれており、がんを抑制する作用が報告されています。

特に、シイタケ菌糸体に含まれているレンチナンという成分は、医薬品にもなって

います。実際の臨床において、ほかの抗がん剤と併用し、がんの治療に使われていま
す。

⑧セロリ

セロリには抗酸化作用を持つβカロテンが多く含まれており、がんの予防効果があるといわれています。また、セロリの抽出液ががん細胞の増殖を抑え、アポトーシス（細胞死）に誘導することが実験で示されています。

⑨タマネギ

硫化アリル、ケルセチン（フラボノール）やイソチオシアネートといった抗がん成分が含まれています。さらに、タマネギから抽出された新たな成分であるオニオンA（ONA）は、卵巣がんに対して抗腫瘍《こうしゅよう》効果を示すことが報告されています。

⑩ニンジン

抗酸化作用のあるβカロテンが、がんに効くと考えられます。乳がんの治療後の患

者を対象とした臨床試験では、ニンジンジュースを毎日飲むことは血中のカロテノイドを増加させ、酸化ストレスを減らすのに有効と報告されています。ただし、ニンジンジュースは糖質が比較的多い（200㎖あたり約10～20g）ので、糖質制限をする人は1日1杯程度にとどめるのがいいでしょう。

これらの野菜のうちから、できるだけ多く摂取できるように心がけてください。

≫ 夜間の絶食時間を13時間以上保つ

日々の生活において、夕食の時間が遅くなったり、寝る前に間食（夜食）をとったりすることもあるでしょう。

しかし、**夜間に食事をすることは、がんの再発リスクを高める**という報告があります。

米国カリフォルニア大学サンディエゴ校の研究チームは、1995年から2007年までの約12年間に、早期乳がんの患者2413名（平均年齢52・4歳）について食事調査を行い、夜間の絶食の長さと乳がんの再発率との関係を調べました。

その結果、**夜間の絶食時間が13時間未満であった女性では、13時間以上であった女性に比べ、再発率が36%、死亡率が21%高かった**としています。

また、夜間の絶食時間が2時間増えるごとに、血糖値(糖尿病)のマーカーであるHbA1cが低下していました。

つまり、夜間の絶食時間が長い女性のほうが、血糖値のコントロールが良好で、夜間の睡眠時間が長く、乳がんの再発率が低いという結果になったのです。

血糖値が上昇すると、大腸がんや膵臓がんなど、乳がん以外のがんでも再発率や死亡率が増加します。

つまり、夜間の絶食時間を保つことも、がんの患者さんにとっては重要と考えられます。

寝る前2~3時間は食べないこと、そして朝食を遅めにとり、夜間の絶食時間をできるだけ長く保つように心がけるのがよいでしょう。

6 不当に高いサプリメントには手を出すな

怪しい「がんビジネス」に注意しよう

がんの患者さんは、サプリメントを利用したほうがよいでしょうか。この問題については議論が分かれるところです。

よくインターネットなどで、「がんに効くサプリメント」の広告を目にすることがあります。なかには、非常に高価なサプリメントも売られています。

しかし、その効果がいかに高らかに謳《うた》われていても、私はそれらを利用することを勧めません。

大規模な臨床試験で、がんに対する治療効果が証明されたサプリメントは存在しません。もし、そのようなサプリメントがあれば、すでに標準治療として取り入れられているはずです。

広告で目にする「がんに効くサプリメント」は多くの場合、体験談（症例報告）などの最も低いレベルの科学的根拠（エビデンス）とともに宣伝されています。

しかも、そこに法外な高値がついている場合は、**それは明らかに「がんビジネス」の一種と考えるべき**で、信用するには値しません。お金と時間を無駄にするようなものだと思います。

ただし、だからといってサプリメントががんの患者さんにまったく役立たないわけではありません。

一般的に、がんの患者さんは食事からじゅうぶんな栄養をとれていません。

がん自体による症状や治療の副作用・後遺症によって、食欲が低下したり、食事がとれなくなったりすることが多くなります。

また、しっかりと食事をとっていても、吸収や代謝異常のために栄養失調になるケースもあります。がんの患者さんの多くは、この栄養失調が原因で亡くなるのです。

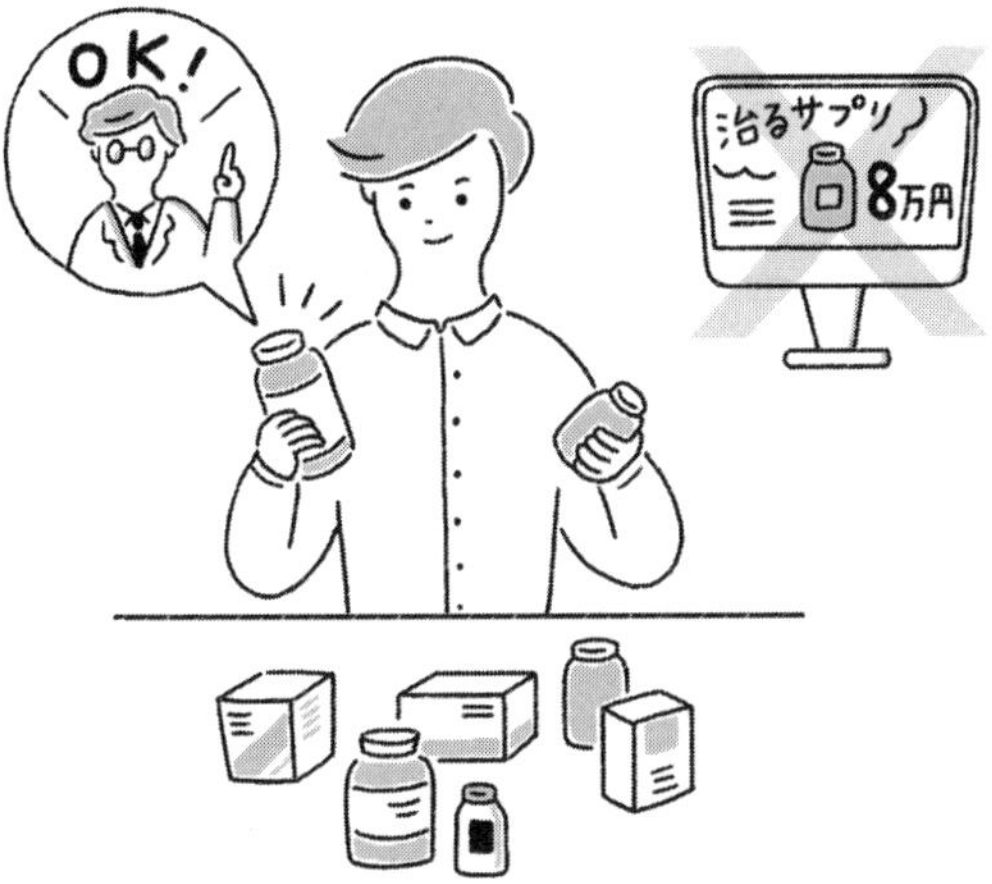

一定のエビデンスがあるサプリを活用する

その点で、サプリメント自体は効率よくビタミンやミネラルなど必須の栄養素を補い、栄養失調を防ぐためにも有用といえます。

また、一部のサプリメントには、抗酸化作用、抗炎症作用、及び免疫力を高める（あるいは維持する）作用が確認されています。

実際、サプリメント大国のアメリカでは、がんの患者さんの多くがサプリメントを活用していますし、サプリメントのがんに対する臨床研究も進んでいます。

がんの患者さんが全員、サプリメントをとるべきだとは思いませんが、実際にサプリメントによって生活の質が高まったり、がんの治療に有効だったりすることもあると感じています。

また、「自分でできることの1つとして（がんに効く）サプリメントをとっている」という治療に対する前向きな気持ちが、精神的にもよい影響をもたらすこともあるでしょう。

がんの治療効果を高める4つのサプリメント

不当に高額なサプリメントは論外であることを前提として、がんの患者さんはどのようなサプリメントをとればいいのでしょうか。これは、私が患者さんからもよく聞かれる質問です。

そこで、がんに対する効果に関して一定のエビデンスのある、あるいはエビデンスレベルは低いものの、過去の研究結果から効果が期待できるサプリメントを4つ紹介しましょう。

①マルチビタミン（特にビタミンC、D、E）

がんの患者さんは、食事がとれない場合、あるいは消化・吸収の力が低下している場合、どうしてもビタミンやミネラルが不足します。

それらが足りなくなると、身体の恒常性（ホメオスタシス）や免疫のバランスがくずれるだけでなく、さまざまな代謝がうまくいかなくなり、せっかく摂取した栄養素も利用できなくなる悪循環に陥ります。

したがって、**マルチビタミン（特にC、D、E）は、すべてのがんの患者さんにお勧めしたい基本のサプリメント**です。

②オメガ3脂肪酸（EPA、DHA）

オメガ3脂肪酸は、私たちの健康に欠かせない必須脂肪酸です。

このオメガ3脂肪酸には、心筋梗塞《しんきんこうそく》などの心臓病を減少させる効果のあることがわかっていましたが、最近はがんの治療に役立つ成分として注目されています。

オメガ3脂肪酸には炎症を抑える作用（抗炎症作用）がありますが、これががんに効果が期待されるメカニズムの1つと考えられています。

実際、細胞や動物実験のレベルでは多くの研究によって、オメガ3脂肪酸ががんの発生や増殖・転移を抑えることが証明されています。

また、**オメガ3脂肪酸は、実際に人での臨床試験でがんに対する効果が確認された数少ないサプリメント**です。

厚生労働省によると、日本人には1日1g（1000㎎）以上のEPA（エイコサペンタエン酸）及びDHA（ドコサヘキサエン酸）摂取を推奨していますが、食品からこれだけの量をとるのは大変ですので、サプリメントで効率よく摂取することが勧められます。

③ウコン（クルクミンもしくはテトラヒドロクルクミン）

ウコンはショウガ科の多年草で、その黄色の根茎《こんけい》を粉末にしたものは古くより、スパイス（ターメリック）としてカレーなどの料理に使われてきました。

ウコンに含まれているポリフェノールの一種であるクルクミンには、抗酸化作用や抗炎症作用のほかに、血管新生阻害作用（がんの成長に必要な新たな血管がつくられるのを防ぐ）、がん細胞（特に、がんの親玉と考えられている「がん幹細胞」）に対するアポトーシス（細胞死）の誘導作用などが確認されています。

それらが総合して働くことで、抗がん効果を発揮すると考えられています。

がんの治療効果を高めるサプリメント

1. マルチビタミン

ビタミン(特にC、D、E)を補給し、
免疫のバランスを整える

2. オメガ3脂肪酸(EPA、DHA)

抗炎症作用でがんの発生や
増殖・転移を抑える

3. ウコン

がん細胞をアポトーシス(細胞死)に
誘導する作用がある

4. フコイダン

抗がん剤と同時に投与することで、
治療効果を高める

実際に、**ヒトでの臨床試験においても、クルクミンのがん予防・抗がん効果が確認**されています。

ただし、クルクミンは脂溶性物質（脂《あぶら》には溶けるが、水には溶けない性質）であるため、吸収率が非常に悪いという問題があります。つまり、通常のままではクルクミンを大量に摂取しても、じゅうぶんな血中濃度が得られないのです。

そこで最近では、吸収性の高いクルクミンの代謝産物が注目されています。

クルクミンが体内に取り込まれると、消化酵素によってテトラヒドロクルクミン（テトラヒドロクルクミド）という物質に変換され、消化管から吸収されることがわかっています。

この吸収されやすいテトラヒドロクルクミンにも、クルクミンと同様（あるいはクルクミン以上）に、がんに対する抑制作用のあることが実験で示されているのです。

そこで最近は、テトラヒドロクルクミンのサプリメントも市販されています。

④フコイダン

フコイダンは、コンブやメカブといった海藻のヌメリ成分であり、以前から抗がんサプリメントとして知られています。

フコイダンは主に、免疫力を高めることによって抗がん作用を発揮すると考えられています。

がん細胞に対するアポトーシスの誘導作用や、血管新生を阻害する作用、免疫力を高める作用などがよく知られていますが、ほかに、通常の抗がん剤と同時にフコイダンを投与することで、治療の効果を高めると報告されています。

フコイダンは、がんや抗がん剤治療が原因の筋肉の萎縮（サルコペニア）を改善することも動物実験で示されています。

筋肉の萎縮は、がんの患者さんの生存率を低下させる要因となりますので、フコイダンで**筋肉の萎縮を予防することは予後の改善につながる**と考えられます。

さらに最近、ヒトでの臨床試験でもがんに対する治療効果が確認されました。フコイダンは今後、ますます勧められるサプリメントとなりそうです。

これらの中から、自分に必要と思われるサプリメントを選んでとるのがよいと思います。詳しくは、私のブログ「あきらめない！がんが自然に治る生き方」の中でも紹介しています（https://satonorihiro.xyz/post-1228/）。

≫ 筋肉の維持・増強に役立つサプリも活用

がんの患者さんが筋肉を保つ、あるいは増やすためには、まず食事から良質のタンパク質を摂取することと、筋力トレーニングを続けることが重要であることは、すでに述べました。

しかし、**それでも筋肉が減ってしまう場合には、サプリメントとしてロイシンまたはＨＭＢをとる**ことをお勧めします（どちらもサプリメントとして入手可能です）。

まず、ロイシンについてです。

筋肉のエネルギー代謝や合成には、必須アミノ酸のうちＢＣＡＡ（分岐鎖《ぶんきさ》アミノ酸）と呼ばれる3つのアミノ酸（ロイシン、イソロイシン、バリン）が密接に関与しています。

なかでも、ロイシンがとりわけ重要な役割を果たしていることがわかってきました。実際の臨床試験でも、通常の病院食ではなく、プロテインとロイシンを加えた特別食が、がんの患者の筋肉合成を促すことが確認されています。

一方のＨＭＢは、β-ヒドロキシ-β-メチル酪酸（β-hydroxy-β-methylbutyrate）の略で、ロイシンの代謝物のことです。最近、このＨＭＢが筋肉の分解を防ぐサプリメントとして注目を集めています。

サルコペニアである胃がんの高齢患者に、手術前から運動療法（握力トレーニング、ウオーキング、筋トレ）と栄養サポート（タンパク質摂取のアドバイス）に加えてＨＭＢの投与をしたところ、一部の患者ではサルコペニアが改善したと報告されています。

患者さんの筋肉の維持・増強には、ロイシンまたはＨＭＢのサプリメント摂取が有効と考えられます。

最後に、サプリメントを利用する際の注意点も挙げておきましょう。

1．使用の前に主治医に確認する
2．適正量を守る
3．副作用が出たら、ただちに服用を中止するまず、がんの治療（特に抗がん剤治療）を受けている患者さんがサプリメントをとり始める場合は、なるべく主治医に確認しましょう。

また、サプリメントには適正な量があります。たとえ体に必要な成分であっても、とりすぎると逆に、体に悪影響を及ぼすことがあります。

1日の摂取目安量を確認し、過剰な摂取は避けましょう。

一般的に、市販のサプリメントは医薬品ではなく、食品に分類されます。したがって、医薬品に見られるような重大な有害事象（副作用）の心配はほとんどありません。

ただし、サプリメントによっては吐き気、下痢や便秘など軽度の消化管症状を引き起こす可能性や、（他の食品と同様に）アレルギー反応の報告もあります。

体質に合わないと感じたら、ただちに中止し、症状が続く場合には医療機関を受診しましょう。

7 もし再発してもあきらめない

》「がん再発＝死が近い」の認識を改める

手術を乗り切り、抗がん剤や放射線など手術後の追加治療を受けても、残念ながらがんが再発する患者さんがいます。

再発を告知されたときには、最初のがんの診断時よりも、さらに落ち込む人が多いことでしょう。

なぜなら、ほとんどの人が、「がんの再発＝死が近い」と考えるからです。

しかし、たとえがんが再発したとしても、腫瘍《しゅよう》が大きくなって重要な臓器（肺、肝臓、脳など）を侵さない限り、命が脅かされることはありません。

そして最近では、**再発したがんに対しても治療法の選択肢が増えてきました。**

再発した部位や個数によっては、再手術や放射線治療が可能な場合もあります。また、先に述べた分子標的治療薬など、再発したがんに対しても効果のある新しい治療法が次々と使われるようになってきました。

標準治療では治すのが難しい場合は、非標準治療を駆使して治すことも可能です。

『このまま死んでる場合じゃない！』（講談社）の著者である善本考香《よしもとたかか》さんは、子宮《しきゅう》頸《けい》がんの診断で手術を受けたものの、その後、全身のリンパ節や肺、肝臓などに次々とがんが再発しました。

通常であれば、余命数カ月の末期がんの状態と考えられますが、善本さんはこの本のもう1人の著者である岡田直美《おかだなおみ》医師（放射線医学総合研究所病院医長）に出会い、抗がん剤治療、手術、重粒子線治療、温熱療法など、ありとあらゆる治療を受けました。

ちなみに温熱療法とは、がん細胞が正常な細胞よりも温まりやすく、熱に弱い性質を利用したものです。

がんに対する殺傷効果はおおよそ40℃以上で得られますが、42・5℃以上で特に強くなることが知られています。

がん細胞を42・5℃以上に温めることは容易ではありませんが、それより低い温度でも、放射線療法や抗がん剤の治療効果を高めることがわかっています。

温熱療法のもう1つの重要な効果として、免疫力を高める作用があります。

また最近、温熱療法によってヒートショックプロテイン（熱ショックタンパク質）が活性化し、このヒートショックプロテインががん細胞を攻撃する免疫細胞の働きを高めることがわかりました。

善本さんはその後、3年以上経過した今も、再発なく元気に生活しています。

このように、**たとえがんが再発しても、簡単にあきらめる必要はない**のです。

再発がんにも対応可能な治療が増えた

現在の標準的な医療では、がんが離れた臓器に転移した場合、たとえそれが1～2個であっても全身にがんが広がっていると考え、（一部のがんを除き）手術による切除の適応にはなりません。

つまり、見つかったがんの転移は氷山の一角で、画像検査で見つからない小さな転移が全身の臓器に無数に存在していると考えるのです。そのため、目に見える転移先だけを切除しても意味がないとされてきました。

ところが最近は、がんには全身に広く転移するタイプ以外のものがあるのではないかといわれるようになってきました。

転移しても、ごく少数で、それ以上は広がる能力がないタイプのがんがある、というのです。

この少数の部位に転移がとどまる状態のことを「オリゴメタスターシス（あるいはオリゴメタ）」といいます。

オリゴメタと考えられる場合、原発の臓器（最初にがんができた部位）や転移の個数にもよりますが、積極的に切除を行う病院が増えてきました。

例えば、大腸がん（結腸がん、直腸がん）の肝転移や肺転移に対して転移病巣の摘出を行った場合、通常の化学療法を行うだけの場合よりも、生存期間が延長するというデータがあります。

大腸がんの肺転移に対して切除を行った、**785人の患者を対象とした日本の臨床研究では、5年生存率は68%にのぼりました。**

さらに、以前はオリゴメタの確率は低いと考えられていた膵臓がんの肺転移に対しても切除を行い、一部の患者では予後が改善したとの報告があります。

オリゴメタに対しては、**切除可能なすべての転移病巣を積極的に切除することにより、長期生存の可能性が生まれてきている**のです。

さらに、範囲が狭く限られたオリゴメタに対しては、放射線、特に定位放射線治療（病巣に対して多方向から放射線をピンポイントに照射する治療法）が有効であるといわれています。

例えば、大船中央病院放射線治療センターによると、2012年以降、オリゴメタに対する定位放射線治療の局所制御率（照射した部位からがんが再発または再燃しない割合）は100%であるとしています。

また、定位放射線治療の1種としてガンマナイフやサイバーナイフがあり、がんの転移病巣に対して高い効果が報告されています。

特にガンマナイフは、転移性の脳腫瘍に対してよい適応であり、長期に延命できた症例も数多く報告されています。

このように、少数（基本的には2～3個以下）のオリゴメタであれば、原発がんの種類や転移した部位によっては、手術や放射線治療によって長期にコントロール（がんがない状態、または進行しない状態）できる可能性があります。

ただし、**転移に対する手術や放射線治療は一部の施設でしか行われていないのが現状**です。

また、主治医によっても意見が異なります。

かかりつけの病院で対応できないようであれば、主治医に相談して他の病院で受けるか、セカンドオピニオン（第1章で先述）を求めることを推奨します。

≫ 治療が効かなかったがんを叩く夢の薬

また最近、「免疫チェックポイント阻害剤」という新たな免疫治療薬が開発されました。「これまでの治療が効かなかったがんを叩く夢の薬」として、多くの注目を集めています。

そもそも人間には、がん細胞を排除する免疫監視システムが備わっています。

一方で、この免疫にも暴走しないようにブレーキがあります。このブレーキの1

つが、免疫細胞の表面にあるPD－1と呼ばれる受容体（つまりカギ穴）で、「免疫チェックポイント分子」と呼ばれています。

がん細胞は巧みにこのシステムを利用し、このPD－1（カギ穴）に、PD－L1（あるいはPD－L2）というカギを結合させ、免疫細胞にブレーキをかけるのです。その結果、免疫細胞はがん細胞に対する攻撃をやめてしまいます。

免疫チェックポイント阻害剤とは、がん細胞が免疫細胞にブレーキをかけるのをブロックする薬です。

これにより、**免疫細胞にブレーキがかからなくなり、がん細胞への攻撃力を維持することができる**というわけです。

この免疫チェックポイント阻害剤の1つであるニボルマブ（商品名オプジーボ）は、**悪性黒色腫（メラノーマ）、非小細胞肺がん、腎細胞がん、ホジキンリンパ腫、頭頸《とうけい》部《ぶ》がん、および胃がん**に対して使用することが承認されています。

一方、別の免疫チェックポイント阻害剤であるペンブロリズマブ（商品名キイトルーダ）は現在、**悪性黒色腫、非小細胞肺がん、ホジキンリンパ腫、および尿路上皮《にょうろじょうひ》が**

んに対して承認されていますが、特に非小細胞肺がんに対しては、未治療の患者を対象とした臨床試験において、通常の抗がん剤治療をはるかに上回る治療成績を示しています。

このほかにも、新しい免疫チェックポイント阻害剤が続々と登場しています。今後、免疫チェックポイント阻害剤が、多くの再発がんの患者さんを救うようになることは間違いないと思います。

がんは個別化医療の時代へ

また近年は、ゲノム（遺伝情報の全体）解析の技術が進歩し、短時間でしかも比較的に低コストで、ほぼすべての遺伝子配列を調べられるようになりました。そのおかげで、**がんの個性に応じた治療法の開発が加速度的に進んでいます。**

例えば、がんの患者さんから血液を採取し、がん細胞から血液中にこぼれ落ちてくるDNA（遊離DNAといいます）を取り出します。このDNAを使って、がんの成長や転移にかかわる遺伝子の異常を調べます。

その結果にもとづき、先に紹介した分子標的治療薬のように、それぞれの遺伝子異常に対して効果が期待される薬を投与することができます。

また、患者さんの遺伝子のタイプを調べることで、ある種の抗がん剤の副作用が強く出る人を予測できます。

このような情報を事前に手に入れることで、これまでのように抗がん剤の副作用に苦しむ必要がなくなるのです。

こうした患者さん1人ひとりのがんの個性（あるいは患者さんの遺伝子の個性）に応じた医療は、がんの「個別化医療」や「オーダーメイド医療」とも呼ばれています。

そして近い将来、がんが再発した患者さんに対しても、むやみやたらに抗がん剤を使うのではなく、**より副作用が少なく、より効果の高い治療**が行われることになるでしょう。

今までの努力には意味と意義がある

がんが再発していることがわかると、多くの患者さんはあきらめてしまい、なにもしなくなります。

せっかく再発予防のために生活習慣を改善してきた人でも、再発したとたんにやめてしまうケースがあるのです。

「今までやってきたことに意味がなかった」と思う気持ちもわかります。

しかし、そんなことはありません。

がんの告知以来、慌ただしかった日々を振り返ってみましょう。

告知による驚愕《きょうがく》、動揺、落ち込み。

家族や友人の励ましで、なんとか気を取り直したものの、今度は手術への不安が芽生えたことがあったかもしれません。

そして、手術。

手術が無事に済み、心からほっとしたことや、再び口にした食事のおいしかったこと。ベッドサイドの家族の笑顔が印象に残っているかもしれません。

仕事や家事に復帰できた喜び。

それから再び、がんが見つかり……。

再発予防のために、あなたが懸命にがんばって生活習慣を改めたからこそ、がんの進行が遅くなり、再発までの期間を延ばすことができたと考えることもできるでしょ

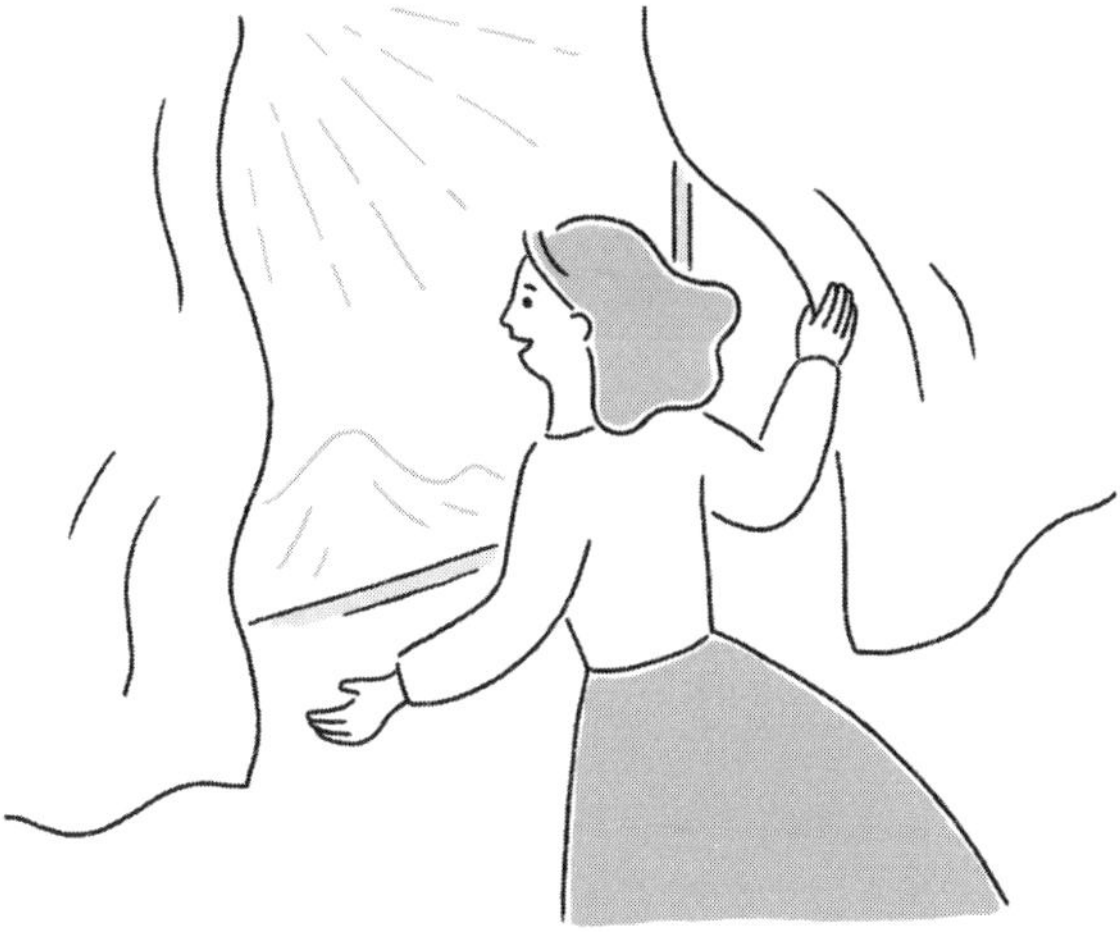

生きる喜びを忘れずに前を向いて進もう

う。

今まであなたが努めてきたことにはすべて、必ず意味があり、それだけの意義があるのです。

あきらめずに自分にできること（規則正しい生活、食事、運動、免疫力を高めることなど）を続けましょう。

また、再発まで自分ではなにもしてこなかった人でも、再発をきっかけに生活習慣を変えることには大きな意味があります。

Oさん（女性・60代）は、膵臓がんの手術を受けて2年後、切除部位の近くに再発したがんが見つかりました。

抗がん剤治療を開始しましたが、腫瘍マーカー（がん細胞で特異的に産生され、尿や血液中で検出される物質）は徐々に上昇し続け、がんが進行していることが予想されました。

Oさんはいろいろと自分で勉強され、がんに効くという食事療法（野菜やネバネバした海藻類をたくさん食べるなど）を始めました。すると、今まで上昇していた腫瘍マーカーが降下してきたのです。

再発が見つかってから1年以上たちますが、Oさんは食事療法を続けながら不自由なく生活しています。

くり返しますが、**再発してからでも、自分でできることが必ずあります。**

人間には、生まれながらにして生きる力、病気を克服する力（いわゆる自然治癒力）が備わっています。あなたの潜在的な「生命力」を信じ、1日1日、できることを行いましょう。

また、再発のショックに打ち負かされずに、生きる喜びを忘れないことも大切です。

目覚めたら、さっとカーテンを開き、朝の日差しを喜びましょう。
そして、進みましょう。
決してあきらめず、前向きに。

おわりに

私が外科医になって、25年目を迎えようとしています。

これまで術者として、または助手として携わった外科手術は、1000例を超えました。

そもそも私が医師を志《こころざ》したのは、とてもシンプルな動機でした。

私の家はごく普通のサラリーマン家庭でした。ただ、母が看護師をしていたので、母を通じて、医療に従事する仕事について知る機会がありました。とはいえ、それだけであれば、医師になることはなかったかもしれません。

最初のきっかけは、『ブラックジャック』でした。

ご存じの人も多いでしょうが、手塚治虫《てづかおさむ》による傑作漫画です。私が小学生の頃、たまたま『ブラックジャック』を手に取る機会があり、たちまち夢中になりました。

天才外科医であるブラックジャックがふるう鮮やかなメスさばきに、単純に憧れを抱いたのです。笑われるかもしれませんが、私が外科医になったのは、偉大な手塚先生のおかげでもあります（手塚先生も医師でした）。

しかし、最も直接的な動機は、母が乳がんになったことでした。

私は、母の闘病の様子を見守り、そばで励まし、声がけをして応援する立場に立たされたのです。

がんの治療は長期間にわたります。患者さんとその家族は、告知や手術、抗がん剤治療といった出来事に一喜一憂することになります。

母もそうでした。

がん告知のショックや動揺、手術への躊躇《ちゅうちょ》や不安（昔のことですから、母は乳房をすべて切除する必要がありました）、術後の長い闘病生活、再発に怯《おび》える日々を知ることになったのです。

幸い、母はがんサバイバーとして生き残り、現在も元気に暮らしています。

母の闘病生活をそばで見守っている間に、医師になろうという気持ちは、私の中で自然に生まれてきたものでした。

母が助けられたように、自分も人を助けたい――。

医師になろうと進路を歩み出したとき、私を後押ししたものがそういう思いであったことは間違いありません。

しかし、この仕事の持つ厳粛さというものにも、すぐに向き合わなければならなくなりました。

医学生時代、伯父《おじ》を肝臓がんで亡くしました。末期がんだったため、診断されてまもなく命を落としました。

私は当時、医師の卵で、なにをすることもできませんでした。もし仮に、自分が担当医であったとしても、助けられなかったでしょう。


担当医が母を救ってくれたように、私は患者さんを助けられているだろうか——。

常々、私は自分に問い続けてきました。

外科医となり、実際に患者さんの治療に当たるようになると、患者さんがどんなに生きたいと願い、医師の側が手を尽くしても、どうにもならないケースにたびたび出くわします。

ましてや、私の専門である膵臓《すいぞう》がんは、未だに生存率10％の疾患《しっかん》です。発見時にはすでに手の施《ほどこ》しようがないケースが少なくありません。

結果として、私は多くの死にも立ち会うことになりました。

そのたび、命を救うことの難しさを知らされることになります。何度も、何度となく。

それでもなお、この仕事を続けられるのは、一方で私が、がんを克服し、だんだんと元気になっていく人たちとも接しているからでしょう。

快方に向かい始め、それを患者さんご自身が実感するようになると、外来にやってくる患者さんの顔つきがみるみる明るくなっていくのです。笑顔が増え、口数が多くなり、ときには冗談をいい、うつむいていた背がすっと伸びるようになります。

その様子に、私自身がいつも励まされ、勇気づけられます。

だからこそ、暗い顔つきで、心配そうに診察室を訪れる初診の患者さんに向けて、常に私は微笑みかけるように心がけています。

だいじょうぶ。きっとうまくいきますよ、と。

希望を持つこと。よくなると信じること。

それは、人を癒《い》やす、あるいは自分を癒やすという医療の原点なのではないかと考えるようになりました。

もちろん、医療従事者として、最新の医学的な知見と、これまでの臨床経験で得た知恵の限りを尽くして、やれるだけの治療を行うのです。

しかし、それだけでは足りないのではないか。

治るためには、よりよき未来を選び取るためには、医師も（そして患者さんも）、希望を持って前向きに取り組むことが、もっともっと必要なのではないか。

そうした思いが、本書を書かせたといってもいいでしょう。


どんなときも希望を持てるように。

きっとよくなると信じられるように。

心が奮い立つように。


そのために役立つ情報を、できるだけ読みやすくまとめたつもりです。

本書が、がん告知に動揺し、不安や心配に苛《さいな》まれている患者さんやご家族にとって、少しでも助けとなることを心より願っています。

2018年6月　著者記す

佐藤典宏（さとう・のりひろ）

産業医科大学第1外科講師。福岡県生まれ。九州大学医学部卒。2001年から米国ジョンズ・ホプキンズ大学医学部に留学し、多くの研究論文を発表。1000例以上の外科手術を経験し、日本外科学会専門医・指導医、がん治療認定医の資格を取得。がんに関する情報を提供するため、YouTube「がん情報チャンネル・外科医 佐藤のりひろ」を開設、登録者10万人を突破（2023年6月時点）。2023年4月、がん患者さんの悩みや質問に個別に答える「がん相談サロン」をスタート。

ブティックサプリ

がんとわかったら読む本 新装版

2023年9月10日　初版発行

著　者　佐藤典宏
編集人　東宮千鶴
発行人　志村 悟
発行所　株式会社ブティック社
TEL：03-3234-2001
〒102-8620　東京都千代田区平河町1-8-3
編集部直通：☎03-3234-2071
販売部直通：☎03-3234-2081
印刷・製本　図書印刷株式会社

PRINTED IN JAPAN
ISBN：978-4-8347-9077-1

※この本はマキノ出版の書籍を、ブティック社が再出版したものです。